SHINJI SAKAZUME

UN CUERPO IDEAL EN

3 MINUTOS

Consigue un abdomen y unas piernas
perfectas con solo 3 minutos al día

TRADUCCIÓN DE
Makoto Morinaga

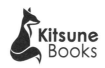

Kitsune Books

T0370075

Primera edición: septiembre de 2024
Título original: *1-Nichi 3-pun de onaka mo ashi mo hosoku naru joshi no sukuwatto*
Publicado originalmente en japonés por NIHONBUNGEISHA Co., Ltd.
Los derechos de traducción se han gestionado con NIHONBUNGEISHA Co., Ltd. a través de Digital Catapult Inc., Tokio (Japón)

© Shinji Sakazume, 2022
© de la traducción, Makoto Morinaga, 2024
© de esta edición, Futurbox Project S. L., 2024
Todos los derechos reservados, incluido el derecho de reproducción total o parcial.
Originally published in Japan in 2022 by NIHONBUNGEISHA Co., Ltd.
Spanish translation rights arranged with NIHONBUNGEISHA Co., Ltd. through Digital Catapult Inc..

Créditos del personal de la edición original en japonés:
Ilustraciones: Miya
Edición: Yuki Morita y Shioya Masayuki
Corrección: Kano Ishitobi
Modelo: Kumi
Peluquería y maquillaje: Reina Yoshioka
Estilista: Miyoko Kajimoto
Fotografía: Norihito Amano
Edición de vídeo: Tatsuya Fujisawa
Colaboradores en las sesiones fotográficas: Escuela de Deportes YMCA de Yokohama
Vestuario: NERGY

Diseño de cubierta: Taller de los Libros
Corrección: Gemma Benavent, Adrián Giménez

Publicado por Kitsune Books
C/ Roger de flor n.º 49, esc B, entresuelo, despacho 10
08013, Barcelona
www.kitsunebooks.org

ISBN: 978-84-10164-18-5
THEMA: VFMG
Depósito legal: B 15452-2024
Preimpresión: Taller de los Libros
Impresión y encuadernación: Liberdúplex
Impreso en España – *Printed in Spain*

ÍNDICE

Una cuestión de sentadillas

Para reducir la grasa corporal es esencial una buena rutina de ejercicios con la que ganemos masa muscular y quememos mucha energía. Existen muchos métodos de entrenamiento muscular, los cuales difieren entre ellos dependiendo de si son para hombres, que se centran más en aumentar la musculatura, o si son para mujeres, más orientados a definir la figura. Por mucho empeño que pongas durante los ejercicios, si los ejecutas de forma inadecuada, tu figura puede acabar derivando en otra bien distinta. Por ello, en este libro te presento el exclusivo método con el que toda mujer puede conseguir el cuerpo sano, joven y bello que siempre ha deseado.

Las sentadillas son la clave. La mayor parte de los músculos se concentran en el tren inferior del cuerpo y, en el caso de las mujeres, representan alrededor del setenta por ciento del total. Cabe mencionar, además, que los músculos del tren inferior del cuerpo son los que se deterioran más rápido con la edad.

Las sentadillas para mujeres que te presento en este libro no son como las demás. He compartido el secreto de estas sentadillas con muchas modelos y celebridades que han podido comprobar por sí mismas los resultados en muy poco tiempo. Son fáciles de hacer y solo tendrás que dedicarles tres minutos al día. Con ellas conseguirás reducir la grasa corporal, aplanar el vientre y hacer que tus piernas se vean más esbeltas. Además, sirven para elevar el busto y las caderas, corrigen la desviación en las piernas arqueadas y mejoran la figura corporal en general. También alivian dolencias que afligen comúnmente a las mujeres, como la rigidez de hombros, el estreñimiento y la sensación de frío en determinadas partes del cuerpo.

A las pocas semanas de empezar, tu metabolismo basal habrá incrementado, lo que te ayudará a disminuir la grasa corporal y a ver tu figura más definida. Es más, con solo una sesión de entrenamiento notarás la diferencia, por lo que, cuanto más tiempo las practiques, más notorios serán los efectos de las sentadillas. Después de probarlas, pensarás que te han estado engañando toda tu vida, así que ¡ponte en marcha y siente los beneficios de estas sentadillas mágicas!

Shinji Sakazume
Fundador de Sport & Science

Consigue una figura bonita
y duradera sin efecto rebote

El método definitivo
para un vientre delgado y
piernas esbeltas con solo
3 minutos al día

**Las sentadillas no agrandan las piernas.
Con este método, verás cómo tu vientre se reduce
y consigues unas piernas esbeltas,
logrando una figura hermosa.**

SENTADILLAS
PARA MUJERES

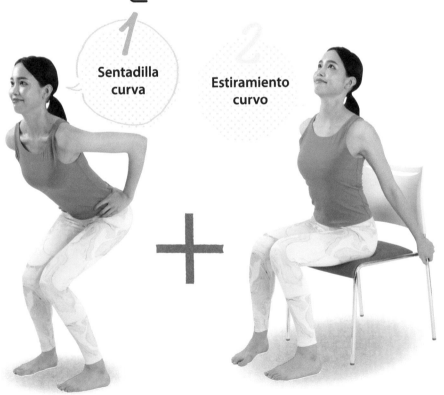

1 Sentadilla curva

2 Estiramiento curvo

Sentadilla curva para tonificar los músculos

+

Estiramiento curvo para mejorar la postura

 ¿En qué consisten las sentadillas para mujeres?

Son el método definitivo para desarrollar los músculos del tren inferior del cuerpo, a la par que se corrige la postura mediante estiramientos. Es un método diseñado específicamente para mujeres y con el que se logra devolver el cuerpo a su posición original, lo que da lugar a una figura esbelta, atractiva y bien definida.

BENEFICIOS DE LAS SENTADILLAS CURVAS

Aumentan el metabolismo basal y queman grasa

Reducen las zonas que más te interesan: las piernas y el abdomen

¡No tiene efecto rebote!

Mejoran el flujo sanguíneo y te proporcionan la figura que siempre quisiste

¡Solo necesitas hacer un ejercicio, por lo que te llevará poco tiempo!

BENEFICIOS DE LOS ESTIRAMIENTOS CURVOS

Estilizan las piernas y alivian dolencias como las piernas arqueadas

Elevan el busto

Corrigen de forma notable la corcova de la espalda. ¡Rejuvenecerás al instante!

Definen la cintura

Elevan las caderas

¡ Las sentadillas para mujeres !

¡Echa un vistazo a los sorprendentes y rápidos resultados que obtuvo!

¿Estás buscando problemas? Cualquiera diría que soy yo quien los busca, con las manos en alto como si fuera una boxeadora. ¡Veamos si es cierto que puedo verme mejor haciendo estas sentadillas!

Antes

Después

Altura +1,7 cm

Elevación del pecho de 7,5 cm

Elevación de cadera de 2,5 cm

Cintura -7,5 cm

※ La elevación del pecho y las caderas, en su punto de mayor anchura, se debe al aumento de la estatura.

comprobó la efectividad de las sentadillas

¡Echa un vistazo a los sorprendentes y rápidos resultados que obtuvo!

¡Solo tienes que hacer esto!

¡Primero, la sentadilla!

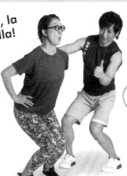

¿De verdad se hace con las piernas juntas?

¡Perfecto! Pon todo tu peso en los pulgares de los pies.

Nunca había estirado así el abdomen.

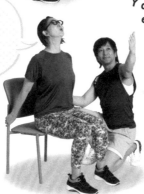

Y ahora, turno del estiramiento.

Eleva el pecho. ¡Eso es!

¡Ahora tengo el cuerpazo de una presentadora de televisión! He conseguido elevar el pecho y las caderas, y, sobre todo, ¡ahora soy más alta!

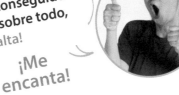

¡Me encanta!

Bajó tres tallas dedicando unos pocos minutos al día a entrenar. ¡Esto es lo que opina!

¿Qué te llamó la atención de las sentadillas para mujeres?

Abukawa: Llevo haciendo sentadillas desde que iba al colegio, por eso me sorprendió descubrir que las sentadillas para mujeres se hacían con las piernas juntas. ¿Qué músculos se trabajan con estas sentadillas?

Principalmente, los muslos y los glúteos. Sin embargo, si se pone el peso sobre el lado externo del pie, los músculos no trabajan.

Abukawa: Claro, por eso es tan importante colocar el peso en los pulgares. En mi época de estudiante, me sentía muy frustrada porque había personas que eran mucho más ágiles que yo a pesar de que no realizaban sentadillas. Llegué a pensar que estos ejercicios no servían para nada.

Si el aumento de la masa muscular va acompañado de una corrección postural mediante los estiramientos indicados, el resultado es una figura definida y bonita. Aunque tú siempre has tenido buena figura.

Abukawa: Eso era lo que yo pensaba, pero no lo aparentaba. Con las sentadillas para mujeres que he aprendido, me agacho asegurándome de colocar el peso sobre los pulgares y elevando la cadera, y ya siento cómo trabajan los músculos de mis piernas. ¡Estoy notando los resultados de verdad!

Oh, sí. No es la forma habitual de hacer sentadillas.

Abukawa: Creía que las piernas se me separarían al no tener apenas fuerza en los músculos de la parte interna, pero no fue así. ¡Todavía me parece asombroso!

La diferencia postural es notable. Y también has reducido 7 cm de cintura en una sola sesión.

Abukawa: Pues sí. Creía que tenía algún kilo de más y resultó que mi mala postura era lo que hacía que acumulase grasa.

El volumen del abdomen no varía, así que al corregir la postura, das más espacio a los órganos internos, de forma que el abdomen se reduce de forma natural.

Abukawa: Eso es justo lo que noto. Siento el abdomen y los glúteos más fuertes, pero no en exceso. Tengo la suerte de haber descubierto que cambiando dónde focalizo mi energía puedo obrar grandes cambios en mi cuerpo. Siempre he tenido una mala postura, ¡pero ahora sé que puedo lucir mi figura de ensueño, y lo voy a conseguir!

¡Ella aceptó este desafío!

Mihoko Abukawa

(1974). Una de las dos integrantes del dúo cómico Hokuyo. Madre de un hijo. Siempre estuvo acomplejada por su mala postura y no lograba dar con la forma de mejorar, pero estas sentadillas le abrieron los ojos.

¡Cambios inmediatos en la figura al alcance de cualquiera!

Una mujer que pasaba muchas horas sentada durante su jornada laboral se animó a probar las sentadillas para mujeres. En poco tiempo logró corregir su postura y los cambios saltan a la vista. ¡Anímate a probarlas tú también!

Antes

Después

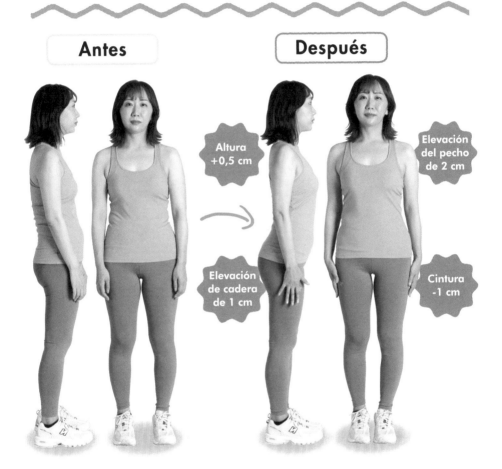

Altura +0,5 cm

Elevación del pecho de 2 cm

Elevación de cadera de 1 cm

Cintura -1 cm

Sra. S. (unos treinta años) Quería recuperar la figura que tenía antes de empezar a trabajar.

Cuando era joven estaba en el club de animadoras, por lo que tenía buena figura, pero desde que empecé a trabajar me he descuidado y siento que me he encorvado. Es sorprendente cuánto ha cambiado mi cuerpo en tan poco tiempo. Las sentadillas y los estiramientos tienen una dificultad asequible, así que continuaré haciéndolos para verme mejor.

Qué encontrarás en este libro

¡Así se usa!

PARTE

1

Descubrirás por qué las sentadillas para mujeres son la forma idónea de adelgazar.

PARTE

2

¡No todas las dietas sirven! Aquí descubrirás más sobre las dietas con datos actualizados.

PARTE

3

Nociones básicas sobre cómo realizar las sentadillas para mujeres y aspectos que hay que tener en cuenta.

PARTE

4

Rutina de sentadillas básica y avanzada con sus correspondientes explicaciones.

Segundos, repeticiones y series que debes realizar. ¡Cúmplelo al pie de la letra!

Esto es lo que encontrarás:

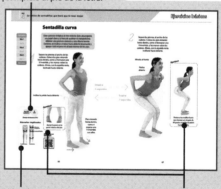

PARTE

5

Consejos sobre alimentación que puedes sumar a las sentadillas para perder peso y verte mejor.

Músculos que se trabajan.

Además de las instrucciones sobre cómo realizar el ejercicio, también hay consejos y puntos a evitar para que lo lleves todo a cabo de la forma adecuada.

La forma idónea para perder peso

La característica más sobresaliente de las sentadillas para mujeres es su efecto doble: una mejora en la postura y el aumento del metabolismo basal. Gracias a dichos efectos, alcanzarás tu cuerpo ideal en poco tiempo y sin esfuerzo.

La forma
idónea para
perder peso

Mejora tu postura y aumenta el metabolismo basal: el efecto doble con el que reducirás piernas y abdomen

Hay dos factores que provocan el aumento de peso y las alteraciones posturales. El primero son las desviaciones esqueléticas, que ocasionan que nos encorvemos hacia delante, hundamos el pecho y las caderas, y el abdomen quede hacia fuera. Eso te producirá la sensación de haber ganado peso sin haber subido ni un gramo. El remedio es rápido, y consiste en realinear los huesos y las articulaciones para que el esqueleto adopte una postura correcta.

El segundo factor es la pérdida de masa muscular y el consecuente aumento de la grasa corporal. Cuando la masa muscular merma por la falta de ejercicio, el metabolismo basal se ralentiza y el aporte energético que se obtiene a través de la dieta, al no gastarse en su totalidad, deja un excedente energético que se almacena en el cuerpo en forma de grasa.

El método revolucionario que presento en este libro, las sentadillas para mujeres, pone punto final a estos dos problemas que hacen que parezca que pesas más de lo que realmente pesas. Y lo mejor de todo es que es muy fácil de conseguir. Tan solo tienes que alternar una sesión de sentadillas con otra de estiramientos para notar cómo mejora tu postura. Con solo tres minutos de sentadillas y treinta segundos de estiramientos al día mejorarás la postura y elevarás el pecho y las caderas.

Además, la activación continuada de los músculos implicados en las sentadillas hará que aumente tu metabolismo basal y quemarás grasa en todo el cuerpo, no solo en el abdomen y las piernas. **El primer paso es mejorar la postura y el segundo es trabajar los músculos implicados para reducir la grasa corporal. Con este método en dos fases, los resultados no se harán esperar: notarás los efectos día tras día.**

¡Logra un cuerpo bonito con el efecto doble de esta rutina!

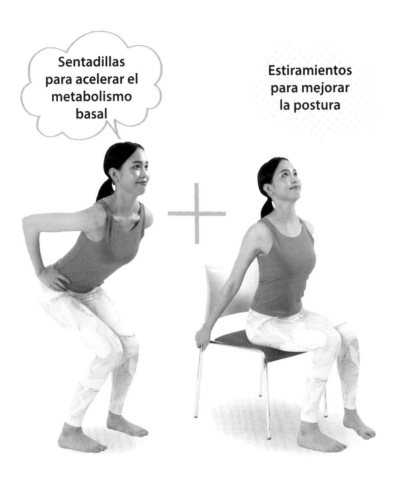

Sentadillas para acelerar el metabolismo basal

Estiramientos para mejorar la postura

La forma
idónea para
perder peso

Entrenar los músculos es esencial para perder peso. ¿La razón? El metabolismo basal

La energía que consumimos debe superar el aporte energético que obtenemos a través de los alimentos. Eso es fundamental para la pérdida de peso. A menudo se piensa que la actividad aeróbica, como puede ser correr o hacer ejercicio, es la mejor forma de perder peso. Sin embargo, la energía que se consume en cualquiera de esas actividades físicas en un día ronda el 30 % del total de la energía de la que disponemos, por lo que los beneficios son escasos para el esfuerzo que se requiere.

En cambio, el metabolismo basal representa aproximadamente el 60 % de la energía total que consumimos en un día. Dicha energía es la mínima necesaria para que el cuerpo realice actividades vitales como el mantenimiento de la temperatura corporal, la respiración y el funcionamiento de los órganos internos. ¡Consumimos más energía para vivir que la que dedicamos a la actividad física! **Los músculos consumen entre el 20 y el 40 % de la energía basal en generar calor** (temperatura corporal). El gasto energético diario por 1 kilo de músculo es de entre 10 y 20 kilocalorías. Aun estando en una posición de reposo, los músculos consumen energía por sí solos, ya que tienen que generar calor para mantener la temperatura corporal. Esto nos lleva a concluir que, **cuanta más masa muscular tengamos, más fácil resulta perder peso solo con actividades del día a día, por lo que la fórmula «más músculo = menos grasa corporal» es correcta.**

En el caso de las mujeres, aproximadamente el 70 % de la masa muscular se concentra en el tren inferior del cuerpo, formado por los glúteos y las piernas. Con la edad y la falta de ejercicio, los músculos del tren inferior merman, y si restringes tu dieta, el declive será aún más pronunciado. Ejercitar el tren inferior con estas sentadillas te mantendrá joven y en forma.

Reparto energético diario

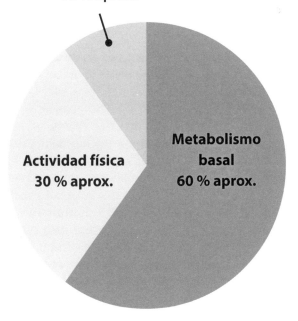

Aumento de la temperatura
tras la ingesta de alimentos
(termogénesis inducida)
10 % aprox.

Actividad física
30 % aprox.

Metabolismo
basal
60 % aprox.

De la energía que consumimos en un día, el metabolismo basal, encargado de que nuestro cuerpo lleve a cabo las funciones vitales, supone un 60 %. Dependiendo de la persona, los músculos consumen entre el 20 y el 40 % del metabolismo basal, por lo que el aumento de peso con la edad se debe a la pérdida de masa muscular. Por esta razón, el entrenamiento muscular es esencial para la pérdida de peso.

La forma idónea para perder peso

El motivo por el que te ves mayor y más voluminosa

Fíjate bien en la mujer que aparece en la página de la derecha. Como puedes observar, tiene el abdomen voluminoso y proyectado hacia delante; los pechos caídos y la cadera rotada, incapaces de resistir la gravedad, las rodillas flexionadas, la espalda encorvada y la cabeza inclinada hacia delante, con la mirada hacia el suelo. Su postura la hace parecer más mayor de lo que es, ¿verdad? Pues esta es la mala postura que todos tendemos a adoptar.

Seguramente pensarás: «¡Pero si yo no estoy así!». Sí, cuando hablas con tu jefa en el trabajo o en una cita importante mantienes una buena postura por la tensión del momento, pero ¿cómo es tu postura cuando vas en el tren de camino a casa después del trabajo, mientras haces cola en la caja del supermercado, en los descansos del trabajo o entre tareas del hogar? **Te sorprenderá descubrir la cantidad de mujeres que adoptan una mala postura, en mayor o menor medida, al sentirse más relajadas.**

Si alguna vez has sentido que tienes el pecho o las caderas más caídos que hace unos años, que tu cintura se ha ensanchado, que tus piernas han aumentado de volumen o que tu rostro parece más hinchado y envejecido, **probablemente se deba a que pasas demasiado tiempo al día en una mala postura.** Una mala postura no solo acaba con tu juventud y belleza, sino que, además, puede acarrear problemas físicos. Ser consciente de esto es el primer paso para cambiar tu cuerpo.

¿Tienes una mala postura?

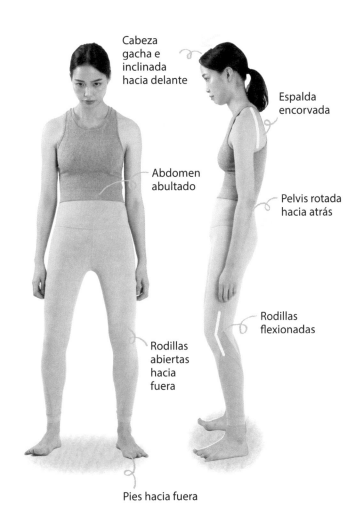

Cabeza gacha e inclinada hacia delante

Espalda encorvada

Abdomen abultado

Pelvis rotada hacia atrás

Rodillas flexionadas

Rodillas abiertas hacia fuera

Pies hacia fuera

La forma
idónea para
perder peso

Las curvas en sus sitios: eleva el pecho y las caderas para estilizar la cintura y las piernas

El cuerpo de una mujer no ha de ser excesivamente delgado ni fibroso. **La clave de la belleza de una mujer reside en una silueta estilizada, es decir, con sus curvas y un cuerpo bien definido.** Esto se traduce en un busto y caderas elevados, una cintura reducida y unas piernas esbeltas. Para conseguir esta silueta ideal solo necesitas hacer las sentadillas y los estiramientos curvos de los que te hablo en este libro.

Tanto las sentadillas como los estiramientos curvos sirven para corregir las piernas arqueadas, deformación en varo causada por desplazar el peso del cuerpo hacia la parte interna de los pies. El ejercicio lleva a la rotación hacia dentro de los mismos, de forma que las piernas se vean más largas. A consecuencia de esto, la pelvis se eleva, seguida por el pecho, y se corrige la curvatura de la espalda. La elevación de las caderas y el pecho crea una cintura más estrecha y definida.

Los ejercicios se realizan en días alternos durante cuatro semanas, pero tranquila, empezarás a ver los resultados desde el primer día.

Al cabo de una semana, los cambios serán más que notorios: tu condición física y mental habrá mejorado, respirarás mejor, el riego sanguíneo de tus extremidades se habrá incrementado y sentirás el cuello y los hombros menos cargados. Cuanto más tiempo continúes con la rutina, más músculo ganarás y, por lo tanto, más disminuirá la grasa corporal. Pasito a pasito te irás acercando a tu cuerpo de ensueño.

¡Consigue tu cuerpo ideal!

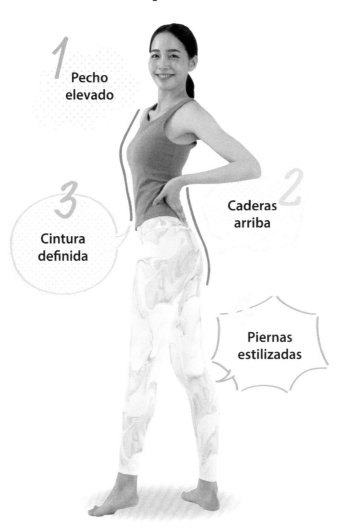

1 Pecho
elevado

3 Cintura
definida

2 Caderas
arriba

Piernas
estilizadas

La forma idónea para perder peso

Abdomen, glúteos e isquiotibiales **flexibles para** estar en forma

Cuando estés sentada, ya sea trabajando en la oficina o mirando el teléfono, dedica unos segundos a observar tu abdomen. La inmensa mayoría de las personas se sientan con la barriga contraída y la espalda encorvada. ¿Y qué hay de la pelvis? Seguramente la tengas inclinada hacia atrás, como hace la mayoría de la gente. Esta posición en la que la parte posterior de los glúteos queda apoyada sobre el asiento se denomina inclinación pélvica posterior, y es importante que la corrijas para que sea el hueso ciático el que quede apoyado en el asiento y puedas adoptar una posición neutral.

Cuando los músculos del abdomen se contraen y tensan, los órganos internos apenas tienen espacio, lo que ocasiona que la parte baja del vientre sobresalga. Si a esto le sumamos una pelvis rotada hacia atrás, los glúteos y los músculos de la parte posterior de las piernas se contraen y tensan, lo que dificulta mucho que te sientes de forma cómoda. A consecuencia de esto, la curvatura natural de la columna se pierde y las malas posturas pasan a formar parte de tu día a día. **A lo largo de una jornada, pasamos muchas horas sentados y los músculos del abdomen, glúteos y piernas tienden a contraerse y tensarse. Por eso, la misión principal de las sentadillas para mujeres es estirar los músculos para que recuperen su flexibilidad.**

Los beneficios de trabajar la flexibilidad van más allá de los meramente posturales, pues tener unos músculos relajados te hará sentir menos cansada en tu día a día. Reducir la fatiga te llevará a poder realizar actividades con mayor exigencia física, como pueden ser las tareas domésticas, ir a comprar o ciertos desplazamientos, con el consecuente aumento del gasto energético y la reducción indirecta de la grasa corporal.

Músculos en los que trabajar la flexibilidad

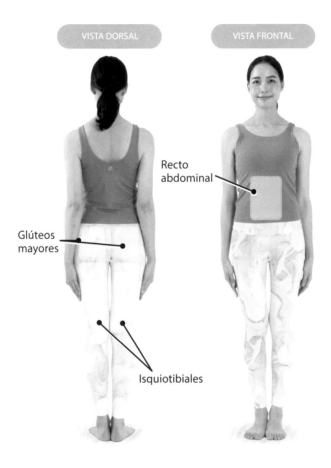

VISTA DORSAL

VISTA FRONTAL

Recto abdominal

Glúteos mayores

Isquiotibiales

Unos buenos estiramientos mejorarán tu postura y ayudarán a que te fatigues menos.

La forma
idónea para
perder peso

Consigue una figura bonita formando una V invertida con los pies

Eleva la pelvis y corrige tu postura. Poca gente es capaz de hacerlo cuando se le pide, pero cualquiera puede mejorar su postura practicando las sentadillas para mujeres de las que tanto te he hablado. **Para realizarlas correctamente, debes colocarte de pie con los pies juntándose por los pulgares, como si quisieras dibujar una V invertida con ellos.**

La superficie de la parte externa de los pies es la más extensa, por lo que brinda una mayor estabilidad al cuerpo, por eso tenemos un mejor equilibrio con las piernas abiertas y no cerradas. Aplicando el mismo razonamiento, mucha gente tiende a abrir su pisada de forma inconsciente, por lo que acaban caminando con los pies hacia fuera y colocando todo su peso por la parte externa de los pies. Es una postura muy cómoda, pues la superficie que entra en contacto con el suelo es mayor por el exterior que por el interior del pie, con la que el cuerpo invierte muy poca energía gracias a que se apoya en los huesos y ligamentos de las rodillas.

Sin embargo, resulta muy difícil elevar la pelvis y estirar la columna cuando se está de pie en esa postura. Con la rotación posterior de la pelvis, los músculos de la cadera y los isquiotibiales se tensan, la espalda se curva y los abdominales también se ponen rígidos.

El primer paso es empezar trabajando las piernas, pues son la base de nuestro cuerpo. **Separa las piernas al ancho de las caderas y gira los pies hacia dentro, formando una V invertida. Coloca tu peso en la parte interna. Esto te servirá para estirar las rodillas, lo que enderezará la pelvis, subirá los glúteos, estirará los abdominales y, a su vez, te servirá para elevar el pecho.** Tendrás una mejor postura al alcance de la mano al ajustar tu cuerpo en el siguiente orden: primero las piernas, luego la cadera y, por último, el pecho.

Creando una V invertida con los pies consigues:

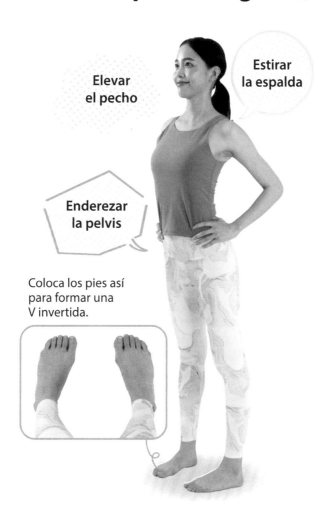

Estirar la espalda

Elevar el pecho

Enderezar la pelvis

Coloca los pies así para formar una V invertida.

Una mejor postura acaba con la tensión y el dolor

Con las sentadillas para mujeres, mejorarás tu postura y parecerás más joven y guapa al instante. Sin embargo, es un efecto temporal. Para afianzar tu recién adquirida postura, deberás trabajarla durante cuatro semanas. Y una mejor postura no será lo único que conseguirás: te sentirás más relajada a nivel mental y físico, tendrás menos tensión acumulada en el cuello y los hombros, y se reducirán los dolores en la zona lumbar.

En tu mente, visualiza la postura en la que sueles estar cuando miras el móvil. ¿A que estás encorvada y tienes la cabeza inclinada hacia abajo? Si mantienes esa postura durante mucho tiempo, los músculos del cuello se tensan y se ponen rígidos para evitar que la cabeza se vaya más hacia delante. **Los huesos del cuello están dispuestos de tal manera que crean una ligera curva hacia delante para poder sostener el peso de la cabeza, pero esta curvatura se pierde cuando miramos el móvil, lo que provoca que el cuello y los hombros se tensen, y, como consecuencia, provoca tortícolis y rigidez en los hombros.**

Otro efecto adverso es que los hombros se hunden hacia delante. Este gesto dificulta la elevación de los brazos y aumenta el riesgo de sufrir lesiones en los hombros si se realiza un movimiento brusco, como podría ser alcanzar un objeto situado a cierta altura. Esta postura encorvada hacia delante lleva a la aparición de la corcova de la espalda.

Al pasar mucho tiempo con la parte superior del cuerpo inclinado hacia delante, los discos intervertebrales, que actúan como amortiguadores de las vértebras, se aplastan y, en el peor de los casos, se retraen, lo que puede generar fortísimos dolores de espalda. Por eso, **devolver los huesos y articulaciones a su posición natural no solo conlleva beneficios estéticos, sino también de salud, pues acaba con los dolores de cuello, hombros y espalda.**

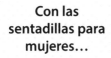

Con las sentadillas para mujeres…

… ¡despídete de los dolores de cuello, hombros y espalda!

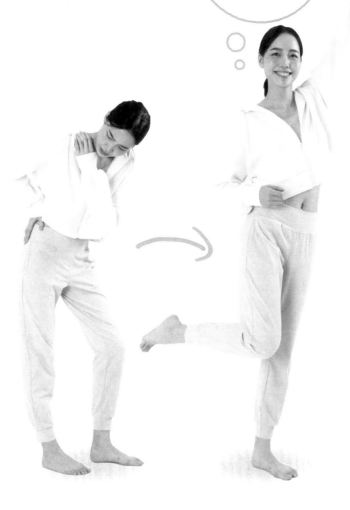

La forma
idónea para
perder peso

Mejora la circulación, el tránsito intestinal y el aspecto de la piel

El atractivo y la belleza de una mujer no vienen determinados por sus rasgos faciales, sino por su expresión radiante y una piel saludable. Estos también son algunos de los beneficios que obtendrás con las sentadillas para mujeres y que no debes dejar escapar. Veamos qué relación guardan la circulación, el tránsito intestinal y la piel con esta rutina.

Entre el tórax y el abdomen se localiza un músculo similar a una membrana denominado diafragma. Cuando nos encorvamos hacia delante, el diafragma desciende, lo que reduce el espacio abdominal, y ejerce presión sobre los órganos internos, entre ellos, el intestino grueso. Esto provoca que se ralentice y que el tránsito intestinal empeore. Podríamos concluir entonces que **una de las causas del estreñimiento es una mala postura.**

Asimismo, **al encorvar la espalda y comprimir el espacio torácico, las respiraciones se vuelven más superficiales y, por tanto, se impide que el oxígeno llegue a todas las células de nuestro cuerpo.** Para compensar este déficit, el sistema nervioso simpático —una de las ramas del sistema nervioso autónomo—, encargado de regular nuestro cuerpo y mantenerlo en alerta mediante los reflejos, entra en un estado constante de excitación y, como consecuencia, produce un exceso de adrenalina.

Un exceso de adrenalina hace que los vasos sanguíneos se contraigan y se produzca un bloqueo del flujo de sangre hacia las extremidades. ¿Qué ocurre cuando se bloquea la circulación a las células de las partes afectadas? Pues que es muy probable que aparezcan problemas cutáneos, como erupciones o una piel áspera y apagada. Por tanto, para tener un intestino sano y una piel bonita es necesario desarrollar una buena postura. Si el intestino funciona de forma adecuada y hay una buena circulación sanguínea, la piel tendrá mejor aspecto y te verás más atractiva.

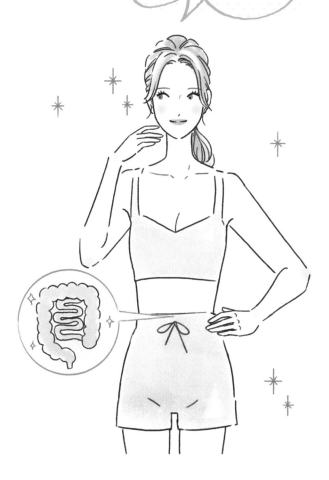

Una apertura de piernas no es sinónimo de belleza

Cuánto puedes abrir las piernas es un buen indicador de flexibilidad corporal. Un espagat, o apertura de piernas, consiste en apoyar los glúteos en el suelo y rotar las articulaciones de la cadera hacia fuera para que las piernas queden extendidas a cada lado del cuerpo. Las bailarinas pueden realizar un espagat sin apenas esfuerzo. Quizá fue la admiración por ellas lo que provocó que hace unos años se pusiera de moda ver quién podía hacer un espagat y quién no.

Sin embargo, abrirse de piernas en el suelo no es algo que nos sirva de mucho en nuestro día a día, pues la mayoría de los movimientos que realizamos son hacia delante o hacia atrás, como levantarnos de una silla, caminar o subir y bajar escaleras. Poder hacer o no un espagat es irrelevante.

Esto mismo ocurre con la postura. La apertura de piernas sirve para estirar los músculos aductores situados en la parte interna de las piernas, pero estos no influyen en la postura corporal, así que no importa si están más tensos o más relajados. En cambio, si tu objetivo es obtener un aspecto juvenil y una buena postura, debes desarrollar la flexibilidad del abdomen, los glúteos y los isquiotibiales.

La verdad sobre las dietas

¿Lo que sabes sobre las dietas procede de fuentes fidedignas? Dejarse guiar por la desinformación puede llevarte a conseguir resultados no deseados. Empecemos aprendiendo más al respecto con datos actualizados.

Si el entrenamiento no es el adecuado, mejor no lo practiques

La verdad sobre las dietas

El auge de las redes sociales ha traído consigo un aumento de la afición por el deporte como nunca se había visto, gracias a que han puesto métodos con los que moldear el cuerpo al alcance de todos. Por desgracia, no toda esa información tiene en cuenta la fisiología del ejercicio ni la anatomía del cuerpo.

Supongamos que, de la noche a la mañana, decides empezar a realizar ejercicios de alta intensidad en un desesperado intento por perder la grasa acumulada. Es muy posible que experimentes una sensación temporal de euforia y realización personal, pero **si aprietas las mandíbulas para descargar tensión durante el entrenamiento, esto ocasionará una serie de efectos negativos que repercutirán sobre tu físico.** Al apretar los dientes se desarrollan los maseteros, los músculos encargados de hacer que la mandíbula se cierre, por lo que tu rostro se verá más cuadrado. También existe el riesgo de que se te desgasten los dientes por ejercer demasiada presión entre ellos. Es decir, si contraes el rostro en una mueca constante durante el ejercicio, las arrugas de la frente, de las comisuras de los ojos y de alrededor de la boca se harán más visibles.

El cerebro humano está programado para alejarse de aquello que le provoca insatisfacción o agotamiento. Un ejemplo de ello es la cantidad de gente que se apunta al gimnasio y lo deja al cabo de un año. Esto se debe a que su cerebro recuerda lo duro y cansado que es entrenar y no quiere volver más allí. No hace falta realizar ejercicios que te dejen sin aliento para tener un cuerpo tonificado y en forma.

La mayoría de las mujeres desean mantenerse bellas y jóvenes a lo largo de su vida. Si ese es tu caso, céntrate en realizar ejercicios que puedas convertir en un hábito y que sean efectivos de verdad. En ese aspecto, las sentadillas para mujeres son un ejercicio rápido y liviano que podrás practicar de por vida.

Gracias a las redes sociales, tenemos al alcance de nuestras manos numerosas rutinas de ejercicios, que, por desgracia, no siempre tienen en cuenta la fisiología del ejercicio. En algunos casos, el esfuerzo puede resultar contraproducente.

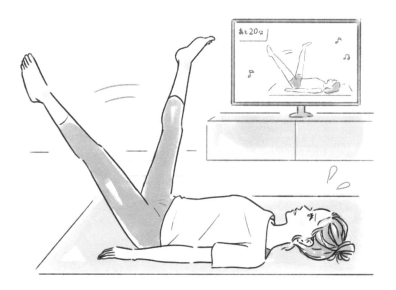

La verdad
sobre las
dietas

Presumir del número de repeticiones no sirve para nada

A la hora de hacer deporte, no sirve de nada aumentar el número de repeticiones o las horas que pasas con la esperanza de tonificar el cuerpo y mejorar la figura si no se ejercitan los músculos de la forma adecuada.

Poca gente puede hacer cien abdominales de tal forma que su abdomen trabaje lo mismo desde el primero hasta el último. Pasadas unas cuantas repeticiones, empezarás a trabajar otros músculos que no son los abdominales y elevarás el tronco superior. Esto mismo se aplica a las sentadillas, pues puedes acabar en una pose similar a la de un luchador de sumo después de unas cuantas series. Por eso es tan importante que, mientras hagas las sentadillas, los pulgares de los pies se toquen y formen una V invertida, la pelvis quede elevada y el pecho se proyecte hacia arriba. Cualquier esfuerzo será en vano si el ejercicio no se ejecuta de la forma correcta.

Los objetivos de un entrenamiento de fuerza se dividen en tres categorías, según las cuales varían la carga y el número de repeticiones de cada ejercicio. Las categorías son: aumentar la fuerza muscular, incrementar la masa muscular y desarrollar la resistencia.

Los entrenamientos que implican realizar muchas repeticiones durante mucho tiempo se centran en trabajar la resistencia muscular. En cambio, **los entrenamientos orientados a la pérdida de peso buscan desarrollar la masa muscular, ya que esto conlleva una pérdida de grasa. Así que ahorra tus energías y trabaja los músculos con una carga adecuada, una que sea asumible durante pocas repeticiones, en lugar de realizar un esfuerzo excesivo.**

Sesiones
interminables de
entrenamiento

100
abdominales

100
sentadillas

¡NO TE HACEN FALTA!

La verdad
sobre las
dietas

¿Por qué ganamos peso cuando somos adultos y no de jóvenes?

¿Sientes que, a pesar de llevar la misma alimentación, pesas más ahora que cuando eras joven? Entre otros motivos, podría deberse a que, con el paso de los años, **el metabolismo basal disminuye y, con ello, se sufre una pérdida de masa muscular.**

Otro factor que contribuye al aumento de peso es el cambio en el estilo de vida ocasionado por el acceso al mundo laboral. ¿Recuerdas tus días de estudiante? Subías escaleras para moverte de una planta a otra, caminabas un buen rato al día para llegar al centro en el que estudiabas, te mantenías físicamente activa gracias a la asignatura de Educación Física, e incluso puede que formaras parte de algún club deportivo extraescolar. En cambio, ahora usas el ascensor para subir y bajar de planta, o las escaleras mecánicas de la estación o del centro comercial, y te mueves en taxi por la ciudad. Y seguramente hayas salido a correr tan lejos como seas capaz, pero no para hacer deporte precisamente, sino más bien para escapar de él.

A medida que pasamos por las distintas etapas de la vida y nos asentamos social y laboralmente, nos volvemos menos activos con respecto al deporte. Y cuando nos jubilamos, la situación se agrava más. Por eso, no es de extrañar que, por mucho que mantengamos una buena dieta, acabemos engordando.

Puede que mantengas la misma dieta, pero al aumentar tu poder adquisitivo, podrás permitirte más variedad y cantidad de lo que te guste comer, además de darte algún que otro capricho, como salir a comer o cenar fuera de vez en cuando. Este es el motivo por el que muchas personas ganan peso a medida que pasan los años, ya que ingieren más calorías de las que gastan.

La ingesta de calorías aumenta mientras que la actividad física disminuye

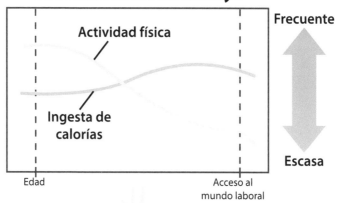

Frecuente

Actividad física

Ingesta de calorías

Escasa

Edad

Acceso al mundo laboral

La masa muscular disminuye con la edad

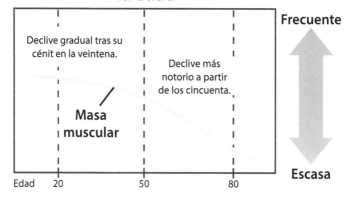

Frecuente

Declive gradual tras su cénit en la veintena.

Declive más notorio a partir de los cincuenta.

Masa muscular

Escasa

Edad   20   50   80

Durante nuestra juventud, mantenemos el cuerpo activo durante todo el día, aunque no pertenezcamos a ningún club deportivo, ya sea porque caminamos a todas partes o nos movemos en bicicleta, entre otros motivos. No obstante, tras la entrada en el mundo laboral, tendemos a movernos más en tren o en coche, con lo que reducimos nuestra actividad física diaria. Además, a esto se le debe añadir una progresiva reducción de la masa muscular propia de la edad.

La verdad
sobre las
dietas

Quienes más odian hacer deporte son quienes más notan el efecto de las sentadillas

Si crees que eres incapaz de mantener una rutina de entrenamiento porque siempre se te ha dado mal el deporte y por eso, en tu época de estudiante, eras de las que se decantaba más por una extraescolar cultural o te ibas a casa en cuanto sonaba el timbre, **¡estás de suerte!** Cuanta menos experiencia tengas practicando ejercicio, más notarás los resultados de esta rutina.

Por sorprendente que parezca, hay quienes tienen dificultades a la hora de ejecutar un ejercicio de la manera adecuada a pesar de que realizan deporte con asiduidad. Esto se debe a que tratan de ejecutar los movimientos aplicando la lógica. Por ejemplo, a la hora de levantar un objeto, es más fácil hacerlo usando todos los músculos del cuerpo en vez de emplear solo los de los brazos. El primer planteamiento es más lógico que el segundo, pues, al implicar más músculos, la carga se reparte mejor. Sin embargo, la forma correcta de entrenar los músculos es la segunda, es decir, utilizando solo aquellos que se encuentran en la parte del cuerpo que queremos ejercitar, en este caso, los brazos. ¿A qué se debe? A que **estos movimientos ilógicos son los que nos permiten trabajar los músculos de forma específica, de este modo potenciarás los efectos de la hipertrofia** (desarrollo de las fibras musculares).

Quienes practican deporte tienden a realizar los ejercicios a su manera y siguiendo una lógica. En cambio, las personas con poca o ninguna experiencia ejecutan los ejercicios de la forma adecuada con mayor facilidad porque no han adquirido manías previas, lo que garantiza unos resultados rápidos y evidentes. Las mujeres que no se ejercitan a menudo son las que sacarán el máximo partido de las sentadillas para mujeres y obtendrán resultados visibles en muy poco tiempo.

Personas que practican deporte con asiduidad

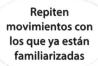

Repiten movimientos con los que ya están familiarizadas

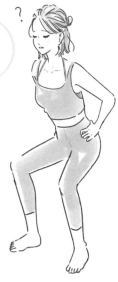

No consiguen trabajar los músculos

Personas con poca experiencia haciendo deporte

Postura y ejecución correctas

Trabajan los músculos

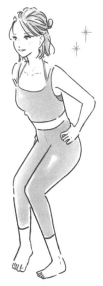

La verdad
sobre las
dietas

¿Mis piernas se volverán más fibrosas con las sentadillas?

Las sentadillas sirven para desarrollar las fibras musculares, lo cual te ayudará a perder peso. No obstante, cabe la posibilidad de que esto te lleve a preguntarte si tus piernas se volverán tan fibrosas como las de una deportista profesional.

La respuesta corta es: no. Las sentadillas para mujeres se realizan con tu propio peso como carga, por lo que no desarrollarás la masa muscular en exceso. La hipertrofia de los deportistas es el resultado de una rutina diaria de ejercicio muy exigente y a muy largo plazo. Para ganar más masa muscular, las deportistas de élite realizan sentadillas con barra, en las que levantan más del doble de su peso, realizan ejercicios cardiovasculares a un ritmo altísimo y, además, necesitan consumir una inmensa cantidad de calorías diarias. **Al emplear tu propio peso como carga con estas sentadillas, tus músculos no se desarrollarán tanto y no te verás las piernas fibrosas.**

No es el músculo lo que hace que las piernas de una mujer parezcan más grandes, sino la grasa. Los estrógenos pueden provocar que el cuerpo acumule grasa en la parte inferior del abdomen y en los muslos, y eso hará que esas zonas se vean más voluminosas.

Con las sentadillas para mujeres estimularás los músculos que necesitas trabajar, aumentarás tu metabolismo basal y eliminarás grasa, y, como consecuencia, obtendrás unas piernas más bonitas y esbeltas. Puedes estar tranquila: no parecerás una atleta. Tu trabajo muscular con las sentadillas se centra en aumentar el metabolismo basal y mejorar la postura.

Las piernas se vuelven más fibrosas cuando llevas a cabo un entrenamiento muscular intenso y lo acompañas de una dieta abundante

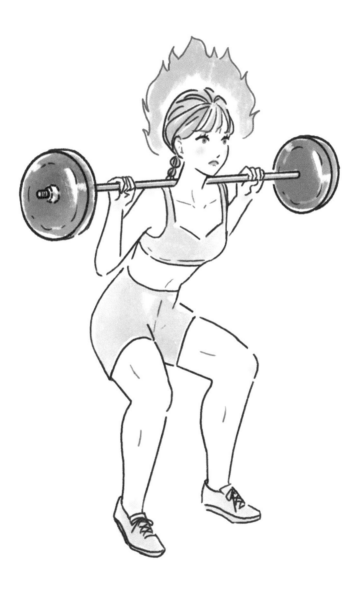

La verdad
sobre las
dietas

Ningún ejercicio **logrará que obtengas un** abdomen **completamente** plano

Muchas mujeres creen que para reducir su cintura tienen que realizar abdominales, pero esto no es así por dos motivos. El primero es que los abdominales no aceleran el metabolismo porque se atrofian; el segundo, que no ayudan a perder peso, ni siquiera de forma parcial.

A continuación te explicaré de una forma sencilla el proceso de la pérdida de grasa. En el proceso de pérdida de grasa corporal se produce la descomposición de los triglicéridos (un tipo de lípidos) de las células adiposas. Aquí intervienen hormonas, como la adrenalina y la somatotropina (la hormona del crecimiento), que se liberan hacia el torrente sanguíneo gracias al estímulo que genera el ejercicio y son transportadas hasta las células adiposas, donde deshacen los triglicéridos. Una vez se han descompuesto, se liberan en el torrente sanguíneo para que las células de todo el cuerpo obtengan energía.

Este proceso, denominado lipólisis, sucede en las células grasas del cuerpo entero. **Por muchos abdominales que hagas para conseguir un vientre plano, las hormonas no actuarán únicamente en las células grasas de la zona abdominal.** Tu abdomen se ve más voluminoso en comparación con el resto del cuerpo porque es la parte con más tejido adiposo del cuerpo.

La proporción de grasa que se pierde se reduce de forma equitativa en todo el cuerpo, por lo que, si el volumen total de grasa es elevado, el volumen absoluto de grasa que se descompone también lo será. En conclusión, si lo que quieres es reducir tu abdomen, la manera más rápida y eficaz es aumentar la masa muscular del tren inferior y tu metabolismo basal haciendo sentadillas.

Hacer abdominales no sirve para quemar la grasa del abdomen ni para aumentar el metabolismo basal.
¡Así no conseguirás un vientre plano!

Y otra serie más

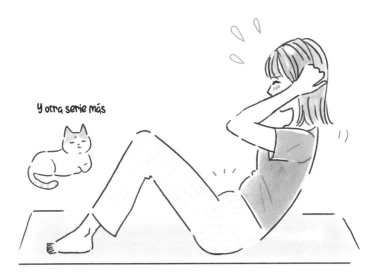

La verdad
sobre las
dietas

El agua no engorda y tu constitución no determina tu físico

Algunas personas piensan que beber agua engorda. También está muy extendida la creencia de que tu constitución es la que determina si engordas poco o mucho, sin importar qué o cuánto comas. Sin embargo, **es imposible engordar bebiendo agua porque no contiene calorías.** Del mismo modo, ganarás o perderás peso en función de las calorías que consumas y no por tu constitución. La razón por la que achacamos los cambios de nuestro cuerpo que no podemos controlar a la constitución se encuentra en los hábitos del cerebro.

La mayoría de la gente desconoce cuánta energía adquiere cada día a través de la ingesta de alimentos. Cuando pido a mis clientes que anoten todo lo que han comido en los últimos tres días, **les vienen a la mente las comidas más memorables y pasan por alto todas las demás.** La gente con poco apetito suele recordar grandes comilonas que han hecho, como aquella barbacoa a la que fueron un día y en la que comieron hasta no poder más. Ese tipo de experiencias les hacen pensar que comen en exceso, aunque no sea para nada el tipo de alimentación que siguen.

En cambio, las personas que suelen comer mucho piensan que están engordando sin apenas probar bocado porque recuerdan mejor los días en los que apenas comieron y creen, por tanto, que no comen en exceso de forma habitual. Aunque parezca mentira, nuestro cerebro funciona así: tiende a recordar aquello que es bueno para nosotros. Si eres de las que creen que está ganando peso sin comer, trata de recordar todo lo que has comido y bebido a lo largo del día.

Personas que dicen que engordan sin comer

||

Recuerdan los días en los que no comieron hasta saciarse

Personas que dicen que comen y no engordan

||

Recuerdan los días en los que comieron en exceso

Quienes aseguran que engordan sin apenas probar bocado son incapaces de recordar todo lo que comen en un día, y basan esta idea en la creencia errónea de que no han comido. Apunta todo lo que comes para saber de forma objetiva si, por ejemplo, comes mucho o picas entre horas.

La verdad sobre las dietas

¡Cuidado con adelgazar demasiado! Un porcentaje de grasa corporal inferior al 16% puede provocar la ausencia de la menstruación

A pesar de toda la información que circula hoy en día sobre las dietas, muchas mujeres siguen intentando perder peso restringiendo de forma exagerada su alimentación. No obstante, las dietas que prometen una rápida pérdida de peso en poco tiempo son cosa del pasado, pues reducen los niveles de grasa a costa de mermar también los niveles de agua, músculo y densidad ósea del cuerpo, lo que provoca un declive en nuestra forma física y en nuestra salud. Con esas dietas, será más probable que en lugar de verte más joven y guapa, te veas desmejorada y cansada. **El valor máximo de peso corporal que puedes perder a la semana es de un uno por ciento.**

La dieta ideal para ti será aquella en la que reduzcas la grasa corporal, no el peso, y, aun así, no debe producirse una pérdida excesiva. Los estrógenos se aseguran de que el cuerpo cuente con una cantidad adecuada de grasa corporal, de forma que el cuerpo tenga sus curvas, la piel nutrida y el pelo brillante. Una pérdida de peso considerable reduciría la secreción de estrógenos, y eso, a su vez, provocaría un deterioro de la piel y el cabello, así como una disminución de la densidad ósea.

En el caso de las mujeres, y teniendo siempre en cuenta la edad, un porcentaje de grasa corporal inferior al veinte por ciento te haría verte estupenda. Si tu objetivo es tonificar el cuerpo y mantener tus curvas femeninas, tu objetivo debería ser alcanzar un porcentaje de grasa corporal algo inferior al veinte por ciento, pero sin pasarte demasiado: tener menos de un dieciséis por ciento de grasa corporal aumenta el riesgo de que se interrumpa la menstruación. El ritmo adecuado para perder grasa corporal de forma segura es reducir entre un 0,5 y un 1% de tu peso corporal a la semana. Por ejemplo, una mujer con un peso de 60 kg debe marcarse como objetivo una reducción de entre 0,3 – 0,6 kg.

La pérdida excesiva de grasa corporal puede acarrear:

1

Déficit de estrógenos

2

Deterioro de la piel y el pelo

3

Pérdida de densidad ósea

4

Ausencia de la menstruación

Entre otros muchos problemas de salud.

Extra
Libérate de la tensión con entrenamiento y estiramientos

Si crees que comes en exceso, picas entre horas o sientes un deseo incontrolable por comer cosas dulces, puede que sufras de estrés y no seas consciente de ello. Al comer mucho o tomar alimentos dulces se produce un aumento de los niveles de azúcar en sangre que generan un efecto placebo en el cerebro. Si este es tu caso, ¡no dudes en probar las sentadillas para mujeres que te presento en este libro! Con ellas, cambiarás tu cuerpo y tu mentalidad.

En situaciones de estrés liberamos una hormona denominada adrenalina, que es la responsable de elevar tu ritmo cardíaco y los niveles de azúcar en sangre para alertar a tu cuerpo de un peligro inminente. Cuando el cuerpo no es capaz de liberar adrenalina de la forma adecuada, puede provocar que te des un atracón como vía de escape. Sin embargo, hay otra forma de hacer que el cuerpo produzca adrenalina, y esta es a través de los entrenamientos físicos. Además, los estiramientos que forman parte de esta rutina te ayudarán a activar el sistema nervioso parasimpático, una parte del sistema nervioso autónomo, para que entres en un estado de reposo y calma. Gracias a su efecto doble, prevendrás los atracones y limitarás la ingesta de dulces.

Nociones básicas de las sentadillas para mujeres

Incluso los métodos más eficaces no funcionan si no se realizan de forma adecuada. Antes de ponernos en marcha, debemos tener unas nociones básicas: saber con qué frecuencia y a qué velocidad hacer los ejercicios.

Nociones básicas de las sentadillas para mujeres

Las sentadillas para mujeres **son el** ejercicio perfecto **para** adelgazar

Si tu objetivo es tonificar el cuerpo y adelgazar, las sentadillas para mujeres son la rutina de ejercicios perfecta para ti, pues trabajan todo el tren inferior de manera uniforme, **cuya musculatura en las mujeres representa aproximadamente el 70 % de la musculatura corporal total.** El tren superior del cuerpo, que incluye el abdomen, alberga el corazón, el estómago y los intestinos, entre otros órganos internos, por lo que, aunque es voluminoso, su masa muscular es considerablemente reducida.

Por otro lado, los músculos consumen entre un 20 y un 40 % del metabolismo basal, la cantidad de energía que se quema en reposo, para generar calor, y la mayoría de estos se encuentran en el tren inferior del cuerpo. Los músculos de la parte superior se mantienen con el paso del tiempo, pero los inferiores alcanzan su cénit de potencia y forma en torno a la veintena y luego se inicia su declive. En gran medida, esto se relaciona con un cambio en nuestra rutina diaria, pues muchas personas trabajadoras apenas pueden dedicar tiempo a la actividad física, como caminar o correr.

La clave para moldear tu cuerpo y que, a su vez, te resulte más difícil ganar peso es poner a trabajar de nuevo los músculos del tren inferior, cuya actividad puede haberse visto mermada con el paso del tiempo, y así aumentar el metabolismo basal.

Por supuesto, la mejor forma de trabajar el tren inferior es mediante las sentadillas, ya que trabajan al mismo tiempo varios grupos musculares, como son los glúteos, los muslos y los gemelos. La rutina de sentadillas incluye, además, unos estiramientos para los glúteos, los isquiotibiales y los abdominales, pues tienden a cargarse mucho. Relajarlos te ayudará a conseguir una mejor postura y a que el tren inferior mantenga su tono muscular; es el dos por uno definitivo para tu cuerpo.

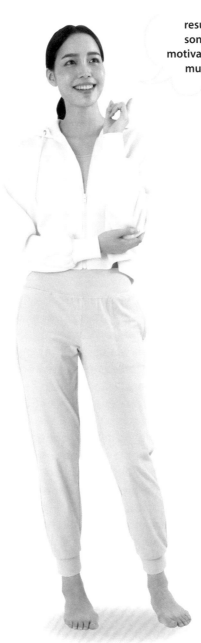

¡Unos resultados rápidos son la mejor de las motivaciones! Gana masa muscular y reduce grasa.

Nociones básicas de las sentadillas para mujeres

¡No lo hagas a tu manera! Así es como debes realizar las sentadillas

La regla básica de todo ejercicio es una correcta ejecución. Hacer treinta o cincuenta repeticiones no te servirá para aumentar el metabolismo basal ni para perder peso si no las realizas de la forma adecuada. Vale más hacer dos, seis o diez repeticiones siempre y cuando estén bien hechas. Aguantar la respiración mientras realizas el ejercicio provocará que la presión arterial aumente y los vasos sanguíneos se contraigan, y apretar los dientes tensa los músculos faciales, lo que provocará la aparición de arrugas que harán que te veas mayor.

Entonces, ¿cuál es la forma correcta de hacer las sentadillas para mujeres? En caso de que hayas realizado sentadillas antes, permíteme decirte que ¡debes olvidarte de todo lo que sepas! **En nueve de cada diez casos, las sentadillas que realiza la gente consisten en agacharse con los pies muy separados y los dedos apuntando hacia fuera.** Esta posición es muy técnica y solo funciona si se acompaña con pesas, pues es muy estable y la carga se distribuye mejor.

Los pies separados con los dedos apuntando hacia fuera favorecen la colocación de la carga en la parte externa de los mismos y que la pelvis rote hacia atrás.

La forma correcta de ejecutar las sentadillas para mujeres es justo la contraria: con los pies lo más juntos posible y los dedos mirando hacia dentro, la pelvis recta y el pecho elevado. Ten siempre en mente que esta posición alinea los pies con la pelvis y la columna vertebral.

¡Si haces sentadillas así, tu postura empeorará!

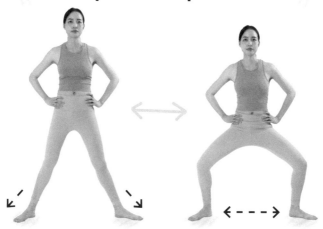

Pies separados más allá del ancho de las caderas y dedos hacia fuera

Piernas arqueadas y rodillas cargadas

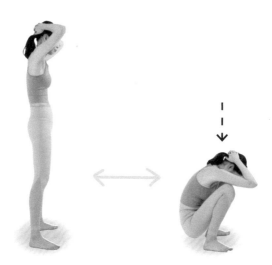

Agacharse demasiado y con la espalda encorvada

La pelvis se inclina hacia atrás y se sobrecarga la zona lumbar

Nociones
básicas de las
sentadillas para
mujeres

No necesitas **mancuernas, barras ni equipo de ningún tipo.** La mejor carga **es** tu propio peso

Los glúteos y las piernas aumentan cuando se realizan sentadillas con mancuernas o barras, y luego es muy difícil reducirlos. A muchas mujeres les preocupa hacer ejercicio por si las fibras musculares aumentan demasiado de tamaño, pero esto solo ocurre si se usan cargas muy pesadas. No necesitas mancuernas, barras ni nada similar para conseguir una figura bonita.

La razón por la que empleamos nuestro propio peso como carga con estas sentadillas es que **el cuerpo humano está diseñado para soportar su propio peso y moverlo oponiéndolo a la gravedad.** Cuando eras más joven y podías subir y bajar escaleras como si nada, tu cuerpo estaba tonificado, pero sin unos músculos sobredimensionados. Si ahora dependes de las escaleras mecánicas y los ascensores para desplazarte, significa que tienes menos masa muscular en los glúteos y las piernas que cuando eras joven. Tus mejores aliadas para recuperar la masa muscular que tenías antes son las sentadillas para mujeres.

Las sentadillas trabajan casi las mismas partes del cuerpo que cuando subes escaleras. **Con tan solo una semana de sentadillas notarás que las actividades cotidianas, como subir escaleras, te resultarán menos agotadoras.**

Los músculos tardan entre cuarenta y ocho y setenta y dos horas en restituirse, por lo que se necesita al menos un día de descanso para que se produzca la supercompensación. Pero ¿qué ocurre si decides no descansar y entrenar todos los días? Pues que el daño y la fatiga se acumularán y el potencial de tus músculos se verá reducido de forma progresiva. ¡Por eso es tan importante que te tomes un día de descanso!

¡Tan solo necesitas tu propio peso, nada de cargas extra!

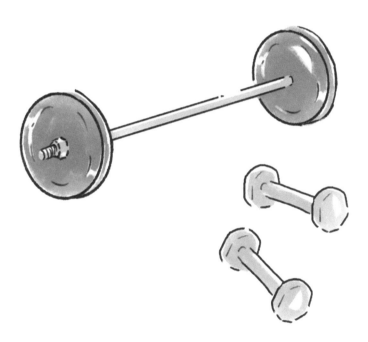

¡No hagas sentadillas todos los días! Altérnalas con los estiramientos

Las sentadillas para mujeres son muy sencillas y rápidas de realizar, tanto que unas pocas repeticiones no te llevarán más de tres minutos al día. No tendrás que hacerles un hueco en tu agenda ni te dejarán exhausta. Tampoco tendrás que practicarlas todos los días, sino que alternarás con un día de estiramientos. **A lo largo de una semana, te tocará hacer tres días de sentadillas, otros tres de estiramientos para que los músculos se relajen, y el día restante será el de descanso.**

Puede que esta rutina te haga dudar de si verás resultados al tomártelo con tanta calma, o si los obtendrías antes haciendo sentadillas todos los días, pero la realidad es que, **aunque pudieras dedicar tiempo a entrenar todos los días, lo mejor es no hacerlo.**

Cuando sometes a tu cuerpo a un esfuerzo mayor del que está acostumbrado, los músculos se fatigan. Esto lleva a que se reduzca su potencial y tengan que descansar hasta que se recuperen. Así, la próxima vez que realices un esfuerzo similar no se fatigarán. Esto es lo que se denomina ciclo de supercompensación.

Los músculos tardan entre cuarenta y ocho y setenta y dos horas en recuperarse, por lo que se necesita al menos un día de descanso para que se produzca la supercompensación. Pero ¿qué ocurre si decides no descansar y entrenar todos los días? Pues que el daño y la fatiga se acumularán y el potencial de tus músculos se verá reducido de forma progresiva. ¡Por eso es tan importante que te tomes un día de descanso!

¡Date un día de descanso para que la rutina de ejercicios surta efecto!

Día 1	Sentadillas
Día 2	Estiramientos
Día 3	Sentadillas
Día 4	Estiramientos
Día 5	Sentadillas
Día 6	Estiramientos
Día 7	Descanso

Nociones básicas de las sentadillas para mujeres

Las sentadillas y los estiramientos deben realizarse con respiraciones lentas

A veces, en los gimnasios y en los vídeos que nos aparecen en las redes sociales vemos ejercicios, como los *burpees,* en los que los músculos se estiran y contraen muy rápido. Estos ejercicios someten a los músculos a una carga muy alta en poco tiempo, lo que mejora la fuerza explosiva, o lo que es lo mismo, la potencia muscular. No generan hipertrofia, pero sobrecargan las articulaciones y los vasos sanguíneos, dado que son ejercicios en los que se tiende a contener la respiración, y eso eleva la presión arterial. Para desarrollar hipertrofia, los músculos requieren de una carga firme y progresiva durante el estiramiento y la contracción. En los últimos años, se ha comprobado que es esencial estirar poco a poco los músculos a la par que se baja de peso.

Cuando realices un ejercicio, controla la respiración para que sea lo más relajada posible. Esa es la regla de oro que debes tener presente en todo momento. **Tómate dos segundos para exhalar mientras asciendes y tres segundos para inhalar al bajar.** La exhalación (o espiración) te brinda más potencia al levantar tu peso, que es cuando necesitas hacer uso de más fuerza. **Para realizar las sentadillas, tómate tres segundos para inspirar mientras doblas las rodillas y dos segundos para exhalar a la vez que te levantas.**

Como ves, la respiración es clave durante los estiramientos, ya que contenerla aumenta la presión arterial y provoca tensión muscular. Exhala cuando desciendas, inhala y exhala despacio dos veces mientras mantienes la postura. Dos respiraciones equivalen a diez segundos. Repítelo tres veces para completar una serie.

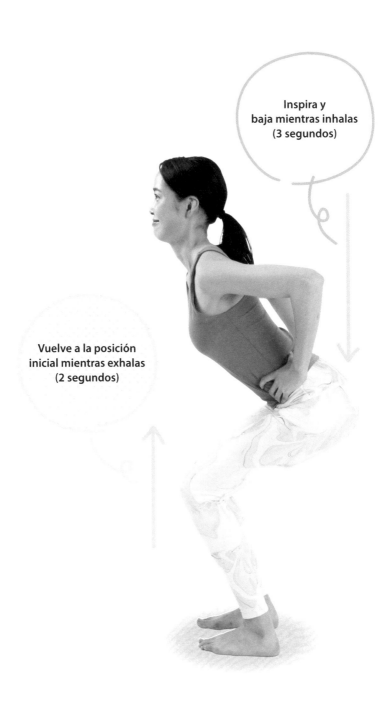

Extra

Corregir la inclinación pélvica
no reduce la grasa corporal

Se siguen promocionando muchos masajes y productos muy caros bajo la consigna de que corregir la inclinación pélvica te ayudará a adelgazar.

Si la inclinación pélvica provoca un aumento de la grasa corporal, que es la encargada de almacenar nutrientes, entonces tendríamos en nuestro cuerpo la solución a la crisis alimentaria mundial. También hay quienes afirman que al corregir la abertura pélvica sus glúteos se verían más pequeños, pero entonces la pelvis no sujetaría bien los intestinos. Ambos razonamientos son inverosímiles desde un punto de vista fisiológico y médico.

Las sentadillas para mujeres te ayudan a ajustar la postura de pies a cabeza y a devolver la pelvis y la columna a la posición y ángulo que deberían tener. No reducirás la grasa corporal de inmediato, pero tu figura sí experimentará una mejora considerable. Tener una buena postura te facilitará mucho las actividades del día a día, como caminar o subir y bajar escaleras, lo que aumentará tu gasto energético.

4

La rutina de sentadillas que hará que te veas mejor

Este programa de cuatro semanas combina las sentadillas con estiramientos para que cada día de la semana realices un ejercicio distinto. ¡Pruébalo y comprueba los resultados tú misma!

Empieza con la rutina de una semana

Cómo aplicar **las** dos variantes de los ejercicios

En esta parte te hablaré de las dos rutinas de ejercicios que puedes hacer: una un poco más básica y otra más avanzada. Con cualquiera de ellas conseguirás unos resultados increíbles con muy poco esfuerzo. Elige la que más se ajuste a ti según tu forma física y el tiempo del que dispongas.

La rutina de ejercicios básicos tiene una duración de una semana y es asequible para cualquier persona. En ella, **se alterna entre un día de sentadillas y otro de estiramientos durante seis días, y se deja el séptimo día para descansar. Con esta rutina, notarás un cambio en tu silueta y reducirás alguna talla, lo que te motivará a seguir trabajando en tu cambio físico.**

Continúa con esa rutina durante tres o cuatro semanas más. A medida que corrijas la postura, notarás otra serie de beneficios físicos y estéticos, como un cuello y hombros más relajados, un mejor tránsito intestinal y una piel más bonita. Durante ese tiempo, puedes ir aumentando gradualmente las repeticiones. Por ejemplo, puedes empezar haciendo seis e ir añadiendo más, hasta llegar a diez. ¡Ya verás que no te costará nada hacerlo después de unos días!

A partir de la cuarta semana, será más evidente el aumento de masa muscular, por lo que tu metabolismo basal también se habrá incrementado. Una vez hayas llegado a este punto, podrás escoger qué rutina quieres seguir.

Si la rutina básica es la que más se ajusta a ti, continúa con ella durante las siguientes semanas (caso 1). Si crees que puedes exigirte un poco más y quieres estimular aún más tus músculos, pasa a la rutina avanzada. Aquí encontrarás dos sentadillas y dos estiramientos adicionales. Después de cuatro semanas con esta rutina puedes volver a la básica si deseas bajar el ritmo (caso 2).

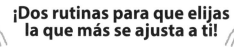

¡Dos rutinas para que elijas la que más se ajusta a ti!

Ejercicios fáciles al alcance de todo el mundo

> Ejercicios básicos (págs. 66 a 69)
>
> 1 sentadilla + 1 estiramiento

Sentadilla curva + **Estiramiento curvo**

Intensifica tu rutina

> Ejercicios avanzados (págs. 70 a 77)
>
> 2 sentadillas + 2 estiramientos

Zancada con sentadilla curva y zancada con inclinación de torso

+

Estiramiento de isquiotibiales y estiramiento de abdominales

Evolución según la rutina escogida

Reducción del porcentaje de grasa corporal en el caso 1.

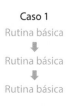

Caso 1
Rutina básica
⬇
Rutina básica
⬇
Rutina básica

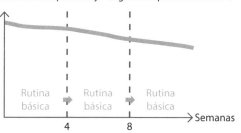

Rutina básica ➡ Rutina básica ➡ Rutina básica

4   8   Semanas

Reducción del porcentaje de grasa corporal en el caso 2.

Caso 2
Rutina básica
⬇
Rutina avanzada
⬇
Rutina básica

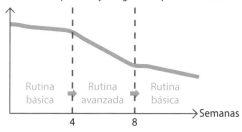

Rutina básica ➡ Rutina avanzada ➡ Rutina básica

4   8   Semanas

Rutina de ejercicios

Cómo aplicar el programa de cuatro semanas

Tal y como se describe en la página 56, las sentadillas para mujeres se intercalan con los estiramientos y el último día de la semana se dedica a descansar. En una semana notarás los cambios, pero los efectos serán más duraderos cuanto más las practiques. Aquí te explico cómo llevar a cabo la rutina de cuatro semanas y cómo debes rellenar la tabla de control. Llevar un registro de tu evolución te ayudará a apreciar mejor los resultados y te motivará a continuar.

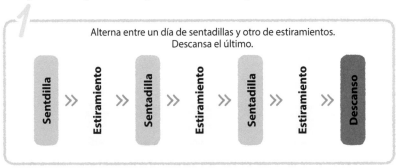

Alterna entre un día de sentadillas y otro de estiramientos. Descansa el último.

Sentadilla ≫ Estiramiento ≫ Sentadilla ≫ Estiramiento ≫ Sentadilla ≫ Estiramiento ≫ Descanso

Fotocopia la tabla de control de la página de la derecha para registrar tus ejercicios y tu dieta.

Semana 1	Día 1
Fecha	/
Ejercicio / repeticiones / series	Sentadilla Repeticiones Series
3 comidas al día (mínimo)	O
División en 4 de las comidas	X
2 litros de agua al día	O
Ingesta de setas, algas o *konjac*	X
Reducción del consumo de azúcar	X

Anota la fecha, repeticiones y series que hagas.

En la parte 5 te digo cómo tener hábitos alimenticios saludables. Indica con un círculo si los cumples o con una cruz si no.

Si tras cuatro semanas con la rutina básica de ejercicios quieres trabajar más tus músculos, pasa a la avanzada. Si este no es el caso, puedes continuar con la rutina básica; la decisión es tuya. La tabla de control de la página de la derecha te servirá para apuntar tus progresos con independencia de la rutina que sigas.

Programa de cuatro semanas

Semana 1	Día 1	Día 2	Día 3	Día 4	Día 5	Día 6	Día 7
Fecha	/	/	/	/	/	/	/
Ejercicio / repeticiones / series	Sentadilla Repeticiones Series	Sentadilla Repeticiones Series	Sentadilla Repeticiones Series	Sentadilla Repeticiones Series	Sentadilla Repeticiones Series	Sentadilla Repeticiones Series	Descanso
3 comidas al día (mínimo)							
División en 4 de las comidas							
2 litros de agua al día							
Ingesta de setas, algas o *konjac*							
Reducción del consumo de azúcar							

Semana 2	Día 1	Día 2	Día 3	Día 4	Día 5	Día 6	Día 7
Fecha	/	/	/	/	/	/	/
Ejercicio / repeticiones / series	Sentadilla Repeticiones Series	Sentadilla Repeticiones Series	Sentadilla Repeticiones Series	Sentadilla Repeticiones Series	Sentadilla Repeticiones Series	Sentadilla Repeticiones Series	Descanso
3 comidas al día (mínimo)							
División en 4 de las comidas							
2 litros de agua al día							
Ingesta de setas, algas o *konjac*							
Reducción del consumo de azúcar							

Semana 3	Día 1	Día 2	Día 3	Día 4	Día 5	Día 6	Día 7
Fecha	/	/	/	/	/	/	/
Ejercicio / repeticiones / series	Sentadilla Repeticiones Series	Sentadilla Repeticiones Series	Sentadilla Repeticiones Series	Sentadilla Repeticiones Series	Sentadilla Repeticiones Series	Sentadilla Repeticiones Series	Descanso
3 comidas al día (mínimo)							
División en 4 de las comidas							
2 litros de agua al día							
Ingesta de setas, algas o *konjac*							
Reducción del consumo de azúcar							

Semana 4	Día 1	Día 2	Día 3	Día 4	Día 5	Día 6	Día 7
Fecha	/	/	/	/	/	/	/
Ejercicio / repeticiones / series	Sentadilla Repeticiones Series	Sentadilla Repeticiones Series	Sentadilla Repeticiones Series	Sentadilla Repeticiones Series	Sentadilla Repeticiones Series	Sentadilla Repeticiones Series	Descanso
3 comidas al día (mínimo)							
División en 4 de las comidas							
2 litros de agua al día							
Ingesta de setas, algas o *konjac*							
Reducción del consumo de azúcar							

Fotocopia esta página y anota tus progresos.

Sentadilla curva

Organigrama

Día 1

Día 2

Día 3

Día 4

Día 5

Día 6

Descanso

Este ejercicio fortalece el tren inferior. Este desempeña un papel clave a la hora de acelerar el metabolismo, obtener una postura correcta y una silueta bonita. Consiste en inclinar el torso hacia delante levemente y apoyar todo el peso en el lado interno de los pies.

1 Separa las piernas al ancho de las caderas. Coloca los pies mirando hacia dentro, como si formaran una V invertida, y las manos sobre las caderas. Ahora, con la espalda recta, inclínate hacia delante.

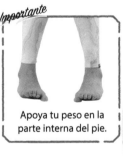

Inspira
3 segundos

Inclina la pelvis hacia delante

6 a 10
repeticiones × 3 series

(Tiempo de descanso: 30 s)

Músculos implicados

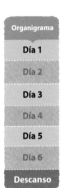

Glúteos mayores

Isquiotibiales

Cuádriceps   Gemelos

Importante

Apoya tu peso en la parte interna del pie.

Mira cómo se hace aquí:

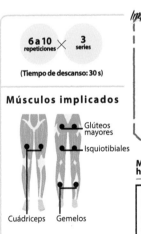

Pies mirando hacia dentro, como si crearas una V invertida con ellos

2 Separa las piernas al ancho de las caderas. Coloca los pies mirando hacia dentro, como si formaran una V invertida, y las manos sobre las caderas. Ahora, con la espalda recta, inclínate hacia delante.

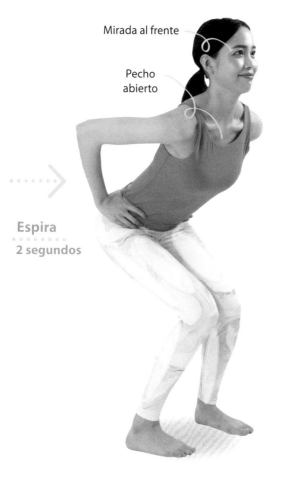

Mirada al frente

Pecho abierto

Espira
2 segundos

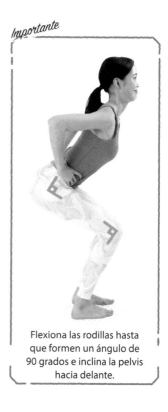

Importante

Flexiona las rodillas hasta que formen un ángulo de 90 grados e inclina la pelvis hacia delante.

Estiramiento curvo

Organigrama

Día 1

Día 2

Día 3

Día 4

Día 5

Día 6

Descanso

Este ejercicio corrige la postura al estirar los abdominales y los glúteos. Con ello, te verás el vientre más plano y el pecho y las caderas más elevados. Además, sentirás cómo se alivia la tensión acumulada en los hombros y las caderas y cómo la respiración se vuelve más profunda.

Siéntate en una silla con las manos apoyadas en los glúteos, más o menos en la mitad del asiento. Luego, trata de formar una V invertida con los pies.
Agárrate por donde el respaldo se une al asiento con ambas manos y estira la espalda inclinándote hacia delante con la pelvis.

Inclina la pelvis hacia delante

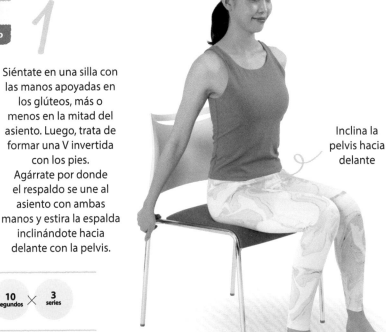

10 segundos $\times$ **3** series

Músculos implicados

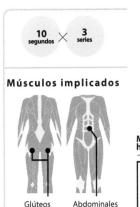

Glúteos mayores

Abdominales

Mira cómo se hace aquí:

Importante

Si inclinas la pelvis hacia atrás o doblas el cuello para mirar hacia arriba sin estirar bien la espalda, no trabajarás los abdominales.

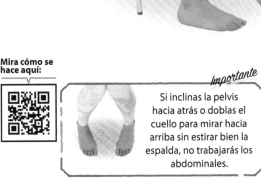

2

Espira y balancea la cadera hacia delante, levanta la cabeza y dirige la mirada hacia arriba. Mantén esta postura durante diez segundos sin dejar de respirar y siente cómo trabajan los abdominales.

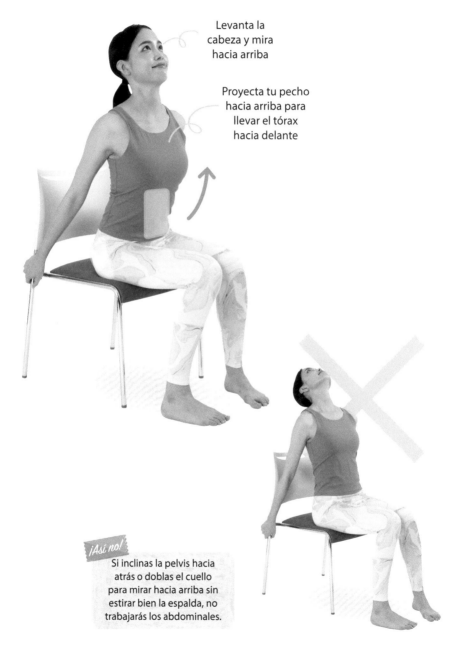

Levanta la cabeza y mira hacia arriba

Proyecta tu pecho hacia arriba para llevar el tórax hacia delante

¡Así no!
Si inclinas la pelvis hacia atrás o doblas el cuello para mirar hacia arriba sin estirar bien la espalda, no trabajarás los abdominales.

Zancada con sentadilla curva

Organigrama

Día 1

Día 2

Día 3

Día 4

Día 5

Día 6

Descanso

Este ejercicio corrige la postura al estirar los abdominales y los glúteos. Con ello, te verás el vientre más plano y el pecho y las caderas más elevados. Además, sentirás que la tensión acumulada en los hombros y las caderas se alivia, y la respiración se volverá más profunda.

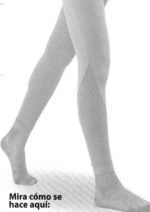

1

Este ejercicio trabaja los cuádriceps, uno de los músculos más grandes del cuerpo. Además de ayudarte a que te veas mejor, te servirá para aprender a caminar correctamente.

Inspira

3 segundos

Inclina la cadera hacia delante

Importante

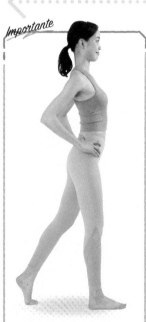

6 a 10 repeticiones ✕ **3** series

(Tiempo de descanso: 30 s)

Músculos implicados

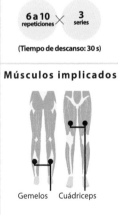

Gemelos   Cuádriceps

Mira cómo se hace aquí:

Apoya el peso en el lado interno del pie que tengas delante y no olvides que las rodillas deben mirar hacia delante.

2

Inhala durante tres segundos y desciende con una flexión de las rodillas. Asegúrate de mantener la espalda inclinada hacia delante. Cuando tus rodillas formen un ángulo de 90 grados, espira y recupera la posición inicial en dos segundos. Haz de seis a diez repeticiones según lo que aguantes. Luego, repite lo mismo con la otra pierna.

Mirada al frente

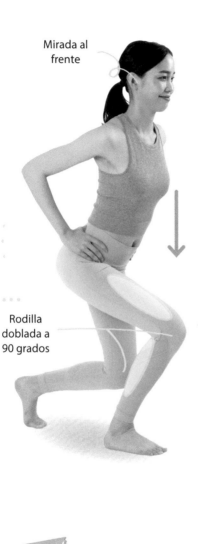

Espira
2 segundos

Rodilla doblada a 90 grados

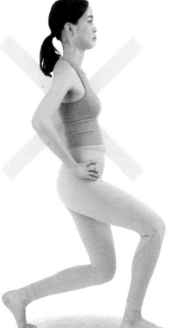

¡Así no!

Si no inclinas la pelvis hacia delante, tu peso no caerá sobre la pierna adelantada.

Zancada con inclinación de torso

Organigrama

Día 1

Día 2

Día 3

Día 4

Día 5

Día 6

Descanso

Con este ejercicio fortaleces los glúteos y los isquiotibiales, unos músculos que apenas ejercitamos en nuestro día a día. Te ayudará a que las articulaciones de la cadera funcionen correctamente, reducirá la tensión de la zona lumbar y también contribuirá a prevenir el dolor de espalda.

1

Junta los pies. Ahora, da medio paso hacia atrás pero deja el talón levantado. Coloca las manos en las caderas, inclina la pelvis hacia delante y estira la espalda.

Inclina la pelvis hacia delante

Inspira
3 segundos

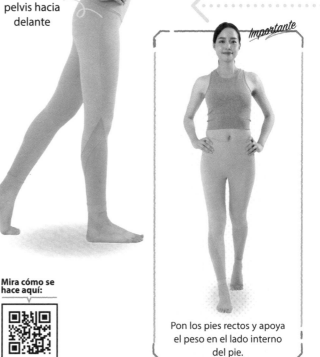

Importante

Pon los pies rectos y apoya el peso en el lado interno del pie.

6 a 10
repeticiones × **3** series

(Tiempo de descanso: 30 s)

Músculos implicados

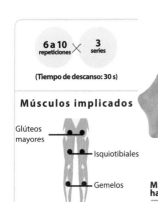

Glúteos mayores

Isquiotibiales

Gemelos

Mira cómo se hace aquí:

2 Inhala e inclina el torso hacia delante a la par que doblas ligeramente la rodilla delantera. Asegúrate de que el pie de atrás permanece en contacto con el suelo. Aguanta en esa posición 3 segundos. Después, espira y recupera la posición inicial. Haz de 6 a 10 repeticiones según tu resistencia y luego repite lo mismo con la otra pierna.

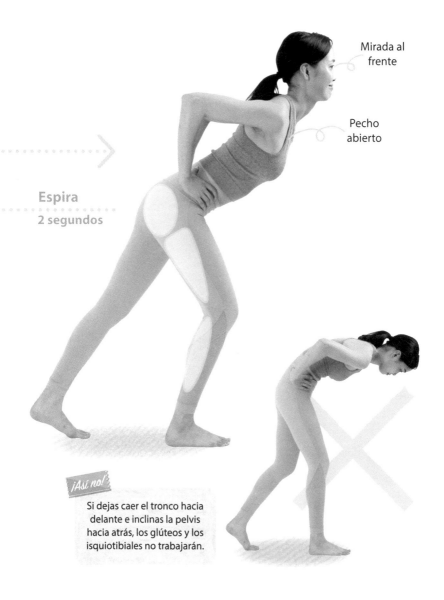

Mirada al frente

Pecho abierto

Espira
2 segundos

¡Así no!

Si dejas caer el tronco hacia delante e inclinas la pelvis hacia atrás, los glúteos y los isquiotibiales no trabajarán.

73

Estiramiento de isquiotibiales

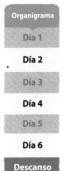

Organigrama

Día 1

Día 2

Día 3

Día 4

Día 5

Día 6

Descanso

Este estiramiento para glúteos e isquiotibiales hará que la pelvis se mantenga, con lo que se elevarán las caderas y se aplanará el abdomen. Además, reduce la tensión en el cuello y los hombros, una dolencia muy común cuando se pasan muchas horas trabajando sentada.

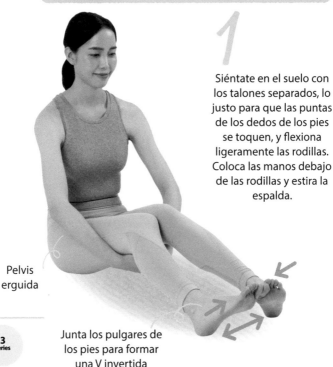

1

Siéntate en el suelo con los talones separados, lo justo para que las puntas de los dedos de los pies se toquen, y flexiona ligeramente las rodillas. Coloca las manos debajo de las rodillas y estira la espalda.

Pelvis erguida

Junta los pulgares de los pies para formar una V invertida

10 segundos $\times$ **3** series

Músculos implicados

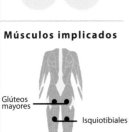

Glúteos mayores

Isquiotibiales

Mira cómo se hace aquí:

Importante

Los pulgares de los pies forman una V invertida al tocarse.

2 Inclínate hacia delante, proyectando el pecho lo máximo posible, y mantén la mirada al frente. Aguanta en esa posición 10 segundos mientras respiras con normalidad y sientes cómo trabajan los glúteos y las piernas.

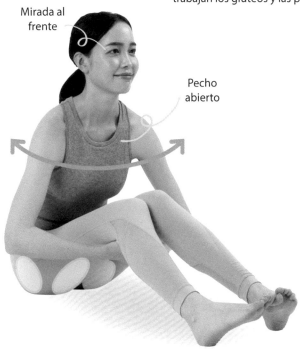

Mirada al frente

Pecho abierto

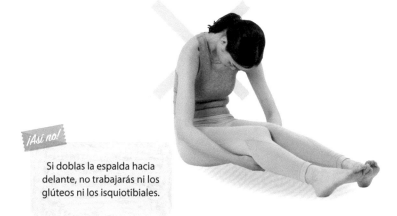

¡Así no!

Si doblas la espalda hacia delante, no trabajarás ni los glúteos ni los isquiotibiales.

Estiramiento de abdominales

Organigrama

Día 1

Día 2

Día 3

Día 4

Día 5

Día 6

Descanso

Con este estiramiento se trabajan los abdominales. Conseguirás elevar el pecho y alargar la cintura, lo que incrementará tu capacidad respiratoria y mejorará tu tránsito intestinal.

1 Siéntate en el suelo y apoya las manos por detrás de la espalda con los dedos apuntando hacia delante. Estira la espalda y dobla las rodillas para que formen un ángulo de 90 grados. Junta la punta de los pies para que formen una V invertida.

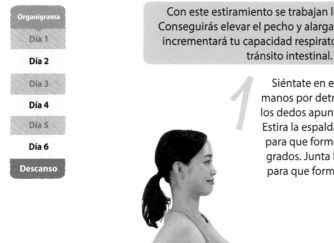

Rodillas dobladas para formar un ángulo de 90 grados

Espalda estirada

10 segundos × **3** series

Músculos implicados

Abdominales

Importante

Los pulgares de los pies forman una V invertida al tocarse.

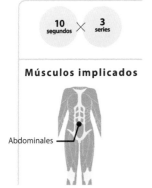

Mira cómo se hace aquí:

2 Siéntate en el suelo y apoya las manos por detrás de la espalda con los dedos apuntando hacia delante. Estira la espalda y dobla las rodillas para que formen un ángulo de 90 grados. Junta la punta de los pies para que formen una V invertida.

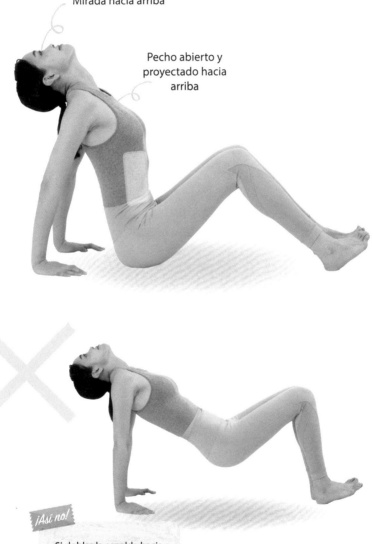

Mirada hacia arriba

Pecho abierto y proyectado hacia arriba

¡Así no!

Si doblas la espalda hacia delante, no trabajarás ni los glúteos ni los isquiotibiales.

De pie

Cuidar tu postura en tu día a día hará que notes los cambios en la musculatura más rápido. Aprende a corregirla en siete sencillos pasos.

Estar de pie de la manera incorrecta te hará parecer mayor

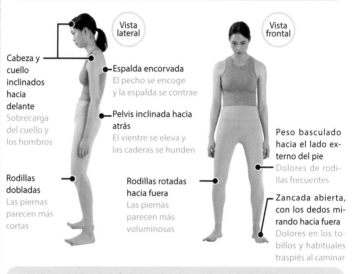

Vista lateral

Vista frontal

Cabeza y cuello inclinados hacia delante
Sobrecarga del cuello y los hombros

Espalda encorvada
El pecho se encoge y la espalda se contrae

Pelvis inclinada hacia atrás
El vientre se eleva y las caderas se hunden

Peso basculado hacia el lado externo del pie
Dolores de rodillas frecuentes

Rodillas dobladas
Las piernas parecen más cortas

Rodillas rotadas hacia fuera
Las piernas parecen más voluminosas

Zancada abierta, con los dedos mirando hacia fuera
Dolores en los tobillos y habituales traspiés al caminar

Forma correcta de estar de pie con la que te verás mejor

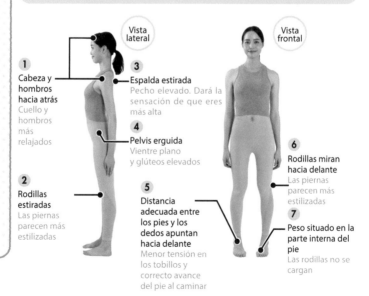

Vista lateral

Vista frontal

1 Cabeza y hombros hacia atrás
Cuello y hombros más relajados

3 Espalda estirada
Pecho elevado. Dará la sensación de que eres más alta

4 Pelvis erguida
Vientre plano y glúteos elevados

2 Rodillas estiradas
Las piernas parecen más estilizadas

5 Distancia adecuada entre los pies y los dedos apuntan hacia delante
Menor tensión en los tobillos y correcto avance del pie al caminar

6 Rodillas miran hacia delante
Las piernas parecen más estilizadas

7 Peso situado en la parte interna del pie
Las rodillas no se cargan

Sentada

Si pasas buena parte del día sentada, deberías intentar reducir el tiempo que pasas en esta posición. Si te resulta difícil o imposible, aquí tienes los siete aspectos en los que podrás corregir tu postura aun estando sentada.

Sentarte de la manera incorrecta te hará parecer mayor

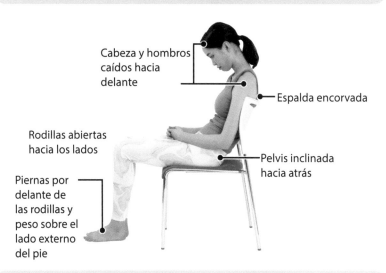

Cabeza y hombros caídos hacia delante

Espalda encorvada

Rodillas abiertas hacia los lados

Pelvis inclinada hacia atrás

Piernas por delante de las rodillas y peso sobre el lado externo del pie

Forma correcta de sentarse para verte mejor

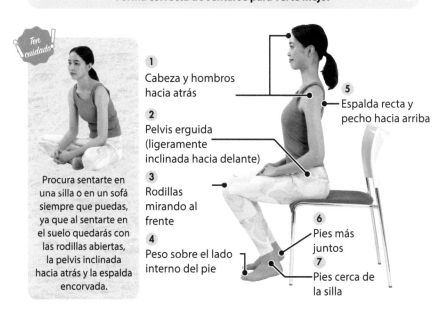

Ten cuidado

Procura sentarte en una silla o en un sofá siempre que puedas, ya que al sentarte en el suelo quedarás con las rodillas abiertas, la pelvis inclinada hacia atrás y la espalda encorvada.

1 Cabeza y hombros hacia atrás

2 Pelvis erguida (ligeramente inclinada hacia delante)

3 Rodillas mirando al frente

4 Peso sobre el lado interno del pie

5 Espalda recta y pecho hacia arriba

6 Pies más juntos

7 Pies cerca de la silla

El secreto tras el éxito de una rutina de ejercicios es fijarse un objetivo

Las personas que comienzan una rutina de ejercicios de manera impulsiva y fracasan en el intento se dividen en dos categorías. En la primera se incluye a aquellas personas que no tienen un objetivo claro desde el principio. La mera idea de querer perder peso no es suficiente motivación a largo plazo, por eso debes marcarte un objetivo específico para conseguirlo: ponerte en verano ese bañador que viste por internet y que tanto te gustó, subirte la autoestima e intentar conquistar a la persona que te gusta, volver a tener la talla que usabas hace diez años…

La segunda categoría la forman quienes se fijan unos objetivos poco realistas. Un objetivo razonable a la hora de perder peso es aquel que oscila entre el 0,5 y el 1 % a la semana, de tal forma que pierdas entre un 2 y un 4 % al mes. Si tu objetivo está por encima de esos porcentajes, lo más seguro es que abandones la rutina en cuanto te sientas incapaz de cumplir el objetivo que te has marcado. También cabe la posibilidad de que se produzca una pérdida de masa muscular y que eso lleve al temido efecto rebote. Además, un objetivo poco razonable suele venir acompañado de una restricción alimentaria excesiva, lo que puede provocar un mayor estrés mental y físico que harán que tires la toalla más pronto que tarde. Fija unos objetivos razonables antes de empezar cualquier rutina de ejercicios.

PARTE **5**

Come bien para verte mejor

Una alimentación equilibrada hará que veas los resultados mucho más rápido.
No necesitas una dieta restrictiva. Con estos consejos nutricionales lograrás unos resultados excelentes en poco tiempo.

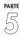

Las dietas sin grasas ni hidratos de carbono reducen la eficacia del entrenamiento físico

El efecto doble de la rutina de ejercicios hará que te resulte más difícil ganar peso y te sentirás bien por fuera y por dentro. Una dieta acorde con el ejercicio físico acelerará los efectos del entrenamiento. Si los alimentos que ingieres te aportan menos energía de la que consumes, forzarás a tu cuerpo a consumir la grasa corporal como sustituto. Esto no debe llevarte a reducir la ingesta de alimentos sin más, pues una restricción excesiva de las grasas e hidratos de carbono puede ser perjudicial para la salud y el físico.

Los lípidos son compuestos importantes para la fabricación de las membranas celulares y los estrógenos. Si los niveles de estrógenos caen por una falta de lípidos, puede provocar asperezas en la piel, menstruaciones irregulares, una disminución de la densidad ósea y trastornos del sistema nervioso autónomo. Las vitaminas liposolubles A, D, E y K, que juegan un papel importante en el proceso de envejecimiento, se absorben mejor si se consumen con lípidos.

La reducción extrema de los hidratos de carbono en la dieta hará que tu cuerpo consuma las reservas existentes en los músculos y el hígado. Como resultado, el cortisol descompondrá los músculos para obtener azúcar con el que elevar los niveles de glucosa en sangre.

Por otra parte, la fuente principal de energía de las neuronas es la glucosa, una molécula resultante de la descomposición de los hidratos de carbono, por lo que estas restricciones tendrán un impacto muy negativo para la salud mental y las funciones cognitivas (te volverás más irritable y serás propensa a despistarte). Ten esto muy presente: una mala alimentación reducirá los beneficios de una buena rutina de ejercicios y perjudicará gravemente tu salud, bienestar y aspecto físico.

¡Restringir las grasas y los hidratos de carbono de tu dieta puede ser perjudicial!

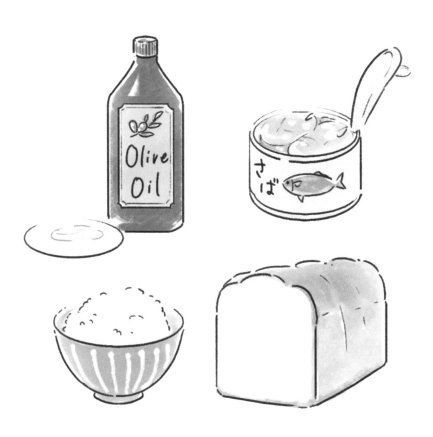

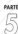

Come bien para verte mejor

Las proteínas son muy importantes en toda dieta para perder peso

Nos hablan de tantísimas dietas por redes sociales y en la televisión que es normal que acabemos abrumados con tanta información. Esto puede llevarnos a descuidar aspectos fundamentales y básicos de nuestra alimentación sin ser conscientes de ello. Cuando íbamos al colegio, nos enseñaron que una dieta equilibrada es la base de una buena alimentación y que debía incluir hidratos de carbono para obtener energía, proteínas para crecer sanos y fuertes, y vitaminas y minerales para que nuestro cuerpo funcione bien. Ese es el tipo de dieta al que debemos ceñirnos.

Cuando se realiza una rutina de ejercicios, las proteínas son sumamente importantes. **Por mucho ejercicio que practiques, si tu dieta es baja en proteínas, tus músculos no recibirán los nutrientes necesarios para su desarrollo.** Debes tomar, al menos, las tres comidas principales del día —desayuno, comida y cena—, e incluir alimentos ricos en proteínas, como carne, pescado, huevos y productos derivados de la soja. En Japón, por ejemplo, una posible distribución de estos alimentos sería combinar huevo y *nattō* (soja fermentada) para el desayuno, y la carne y el pescado para comer o cenar según lo que cada uno prefiera. Usa las manos como unidad de medida para saber qué cantidad de proteínas debes consumir en un día: la cantidad de pescado, carne, huevos y soja que te quepa en ellas es lo que tienes que comer en esas tres raciones diarias. En cuanto al grosor de la carne y el pescado, usa el de tus manos como referencia.

En caso de que tengas que elegir entre carne o pescado, elige el segundo, pues es rico en ácidos grasos Omega 3, que favorecen la circulación de la sangre, reducen la inflamación, actúan como neuroprotectores y favorecen la quema de grasas. Ya sabes, si sales a comer a un restaurante o quieres comprar algo de comida preparada, ¡no dudes en elegir un plato de pescado!

¡Incluye proteínas en cada comida del día y usa tus manos como referencia!

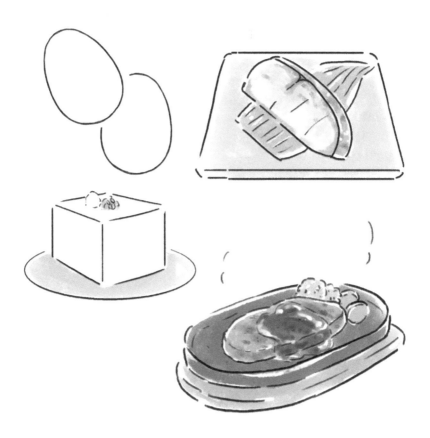

Una comida a media tarde será tu aliada en la pérdida de peso

Reducir la ingesta de alimentos no es plato de buen gusto para nadie. Cuanto más nos presionamos para comer menos, más insatisfacción sentimos. Una forma de remediar esta situación es aumentar el número de comidas diarias.

Vamos a analizar los horarios de las comidas que hacemos a lo largo de un día. La mayoría de la gente desayuna sobre las ocho de la mañana y come a las dos o las tres de la tarde, por lo que entre una comida y la siguiente transcurren unas seis horas. ¿Y qué pasa con la cena? Es bastante habitual cenar a las diez, once o doce de la noche, o más tarde si cabe. ¿Lo ves? Entre la comida y la cena hay una diferencia de más de seis horas. Cuanto más tiempo dejemos pasar entre las comidas, más descenderán los niveles de azúcar en sangre y más hambre tendremos, lo que deteriora nuestros músculos. Esta distribución de las comidas provoca que se produzcan picos en los niveles de azúcar en sangre, lo que lleva a que tu cuerpo sintetice la grasa.

Mi recomendación es que incluyas una comida a media tarde.

Por supuesto, añadir un picoteo no implica comer algo diferente o de más. Puedes dejarte parte del acompañamiento de la comida para tomarlo más tarde o picar algo de la cena. Si divides las tres comidas del día en cuatro, harás que haya menos horas vacías entre ellas. Esto te ayudará a mantener los niveles de glucosa en sangre bajo control, frenará el declive muscular y reducirá el impacto psicológico del hambre.

¡Añade una cuarta comida al día sin comer de más!

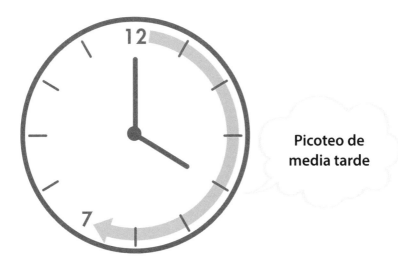

Picoteo de media tarde

Los largos periodos de tiempo que pasan entre una comida y otra son una de las causas por las que comemos en exceso, en especial entre la comida y la cena. Durante estos periodos, se produce un descenso de los niveles de azúcar en sangre y eso provoca una mayor sensación de apetito. Reducirás los antojos si a media tarde comes algo antes de la cena.

Come bien para verte mejor

Cuando compres comida preparada en el supermercado o en una tienda local, ¡compra productos ricos en proteínas!

En las páginas anteriores te he aconsejado que dejes algo de la comida para media tarde, pero es más difícil hacerlo si se come fuera. En estos casos, mi recomendación es que comas poco y tomes un tentempié rico en proteínas a media tarde. La cantidad diaria adecuada de proteína es de 1,2 g por cada kilo, por lo que, si pesas 60 kilos, necesitas 72 gramos de proteínas. Unos 100 gramos de carne o pescado contienen aproximadamente 20 gramos de proteínas, por lo que, con 150 gramos de carne o pescado en la comida y en la cena, obtendrás 60 gramos de proteínas. Si a esto le sumamos las proteínas que aportan los huevos y el *nattō* del desayuno, tendrás más que de sobra para todo el día.

Los días que quieras picar algo a media tarde para cenar ligero, toma alimentos que contengan entre 10 y 15 gramos de proteínas. Te recomiendo probar las barritas de proteínas, el yogur griego y las bebidas proteicas, pues te aportarán las proteínas necesarias sin calorías adicionales. Sin embargo, no debes abusar de estos alimentos, pues no sirven para cubrir la cantidad diaria que necesitamos, ya que las proteínas, a diferencia de los hidratos de carbono de los alimentos, tardan más en digerirse y absorberse.

Las mujeres pueden absorber hasta unos 30 gramos por ingesta. Consumir más de dicha cantidad puede saturar el sistema digestivo, por ello este tipo de productos solo deben usarse como tentempié. Ante todo, lo importante es que el torrente sanguíneo sea capaz de distribuir a los músculos los nutrientes que necesitan para funcionar. Utiliza estos productos con sabiduría para frenar el desgaste muscular.

¡Recomendaciones para picar entre comidas!

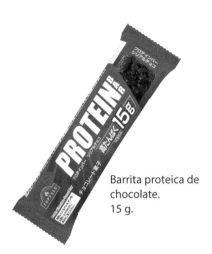

Barrita proteica de chocolate.
15 g.

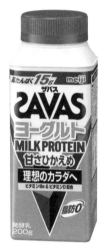

Batido proteico.
0 % de grasas y bajo en azúcares.
200 g.

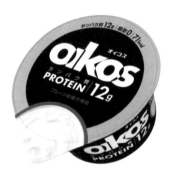

Yogur griego natural.
Sin grasas ni azúcares.

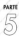

Come bien para
verte mejor

Bebe 2 litros de agua al día.

El café, el té verde y las bebidas alcohólicas deshidratan

Nuestro cuerpo está compuesto en un sesenta por ciento de agua en la edad adulta. Por ello, necesitamos agua más que cualquier otro nutriente. Buena prueba de ello es que podemos aguantar diez días sin comer nada, pero solo tardaríamos tres días en morir de deshidratación. Si alguna vez has oído la afirmación de que beber agua engorda, debes saber que es completamente falsa, pues el cuerpo no puede ingerir más agua de la que necesita. Es más, **beber agua es otra clave para perder peso.** Si alguna vez te sientes hinchada, puede que sea por la sal de las comidas, pero no por beber agua.

Imaginemos que te entra el apetito entre comidas. Antes de comer algo, prueba a beberte un vaso de agua. Mucha gente confunde la sed con el hambre, así que bebe un poco por si lo que necesitabas era agua en lugar de comida. La falta de agua aumenta la densidad de la sangre y ralentiza el flujo sanguíneo. A raíz de esto, los vasos se expanden entre la piel y los músculos, lo que conduce a una pérdida de elasticidad de la piel y los músculos.

La cantidad diaria de agua recomendada es de unos dos litros. Puede ser sola o cocinada, como en sopas. Una sopa con un vaso de agua supone unos quinientos mililitros por comida. Por otro lado, te recomiendo que te deshagas del café y el té verde, pues contienen cafeína, una sustancia con efecto diurético que te llevará a eliminar la misma cantidad que ingieras. Esto mismo se aplica al alcohol. Si buscas un sustitutivo, puedes tomar agua con gas, sin azúcar, para saciarte.

Bebidas hidratantes

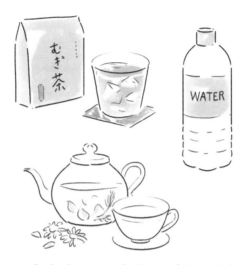

Consume bebidas sin calorías, cafeína ni alcohol

Bebidas que deshidratan

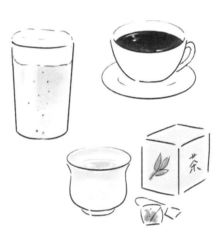

Evita las bebidas con alcohol y cafeína, pues favorecen la
pérdida de agua

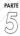

Come bien para
verte mejor

Incluye fibra dietética con algunas setas y algas en tu dieta para potenciar el efecto adelgazante

Hidratos de carbono, proteínas, grasas, vitaminas, minerales… Todos son nutrientes esenciales para nuestro cuerpo, pero a tu dieta le falta uno: la fibra dietética. Las setas, las algas y el *konjac* son ricos en fibra dietética y deben formar parte de tu dieta en, por ejemplo, las guarniciones.

La primera razón para incluirlos es que son bajos en calorías y proporcionan un efecto saciante. Las personas no contamos con las enzimas necesarias para digerir y absorber la fibra alimentaria, por lo que la fibra absorbe agua y viaja por el tracto digestivo haciéndonos sentir saciados. Existen dos tipos de fibra alimentaria: soluble e insoluble. La fibra soluble, presente en las algas, ayuda a eliminar el colesterol y a reducir los niveles de azúcar en sangre. La fibra insoluble, presente en las setas y el konjac, mejora el tránsito intestinal y es un buen remedio contra el estreñimiento. Investigaciones recientes han demostrado que la fibra alimentaria sirve de nutriente a la microflora de nuestro intestino, que es la encargada de segregar sustancias que repercuten de forma positiva en nuestra salud, por ejemplo, para regular la microbiota o quemar grasas.

Por último, cabe mencionar que **la fibra dietética que contienen los alimentos es más eficaz a la hora de eliminar el colesterol y ayudar al tracto intestinal que las bebidas que tanto se han popularizado y que contienen un tipo de fibra dietética denominada dextrina indigerible.** Además, masticar ya produce un efecto saciante de por sí que solo nos proporciona la comida. Por ello, te recomiendo consumir esta fibra en forma de alimentos sólidos.

Se pueden incluir en infinidad de platos para darles más sabor y obtener un efecto saciante

Estos alimentos contienen un alto porcentaje de agua

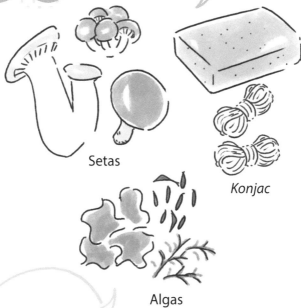

Setas

Konjac

Algas

Son alimentos ricos en vitaminas y minerales

Reduce los azúcares, no los hidratos de carbono

Come bien para verte mejor

Con las dietas bajas en hidratos de carbono se obtiene una pérdida de peso rápida, pero no se debe a la reducción de grasa corporal. Los hidratos de carbono se almacenan en los músculos y el hígado, y también acumulan una cantidad de agua equivalente al triple de los carbohidratos. ¿Qué quiere decir esto? Que por cada gramo de hidratos de carbono hay tres gramos de agua. Si disminuyen los carbohidratos, también se reduce la cantidad de agua en nuestro cuerpo, lo que se traduce en una bajada de peso, y eso nos provoca la noción errónea de que estamos haciendo las cosas bien.

No obstante, cuando los niveles de azúcar en sangre son muy bajos, el cerebro se queda sin energía y, por mucha carne y verduras que comas, los antojos de alimentos con hidratos de carbono no tardarán en aparecer. A esto debemos añadirle que unos niveles de azúcar bajos, junto a la segregación de cortisol, reducen la masa muscular y producen un descenso del metabolismo basal. Estas dos condiciones son el caldo de cultivo perfecto para que sufras el temido efecto rebote. Esto hará que tu metabolismo se ralentice y que pierdas el control del apetito.

La ingesta excesiva de hidratos de carbono eleva los niveles de azúcar en sangre y favorece la síntesis de grasa debido a los monosacáridos que contienen. Los hidratos contienen dos tipos de moléculas: los monosacáridos, como la glucosa y la fructosa, y los polisacáridos, como el almidón, que es el más frecuente y está presente en alimentos como los cereales.

La fructosa y la glucosa tienen un peso molecular bajo, lo que provoca que los niveles de azúcar en sangre suban rápido, y esto favorece la síntesis de grasas. Pasado un rato, los niveles de azúcar caen en picado, y eso es lo que nos genera apetito. En resumidas cuentas, **debes evitar los monosacáridos, no los polisacáridos.**

Incluye una taza de té y un par de rebanadas de pan en tus comidas y reduce las bebidas azucaradas y los dulces. Así sí estarás aplicando de forma correcta esta idea en tus comidas.

Relación entre hidratos de carbono, azúcares y sacáridos

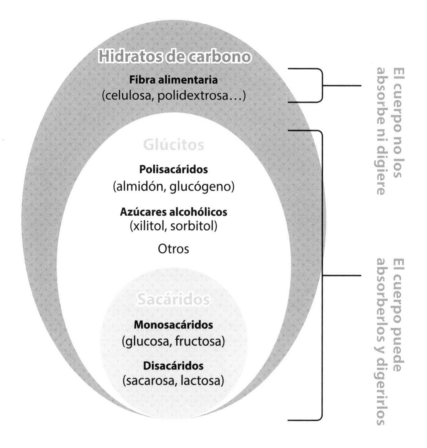

Los hidratos de carbono son nutrientes que aportan energía. Los monosacáridos son pequeñas moléculas de rápida absorción. Consume los hidratos de carbono necesarios para que tu organismo funcione y reduce la cantidad de monosacáridos, responsables de los picos de los niveles de glucosa en sangre.

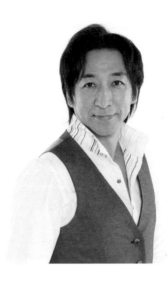

Shinji Sakazume

Nació en 1966 en Niigata, Japón. Es licenciado por la Facultad de Letras y Ciencias de la Universidad de Yokohama, fundador de Sport & Science, especialista en fuerza y acondicionamiento físico por la NSCA y profesor de la Escuela de Deportes YMCA de Yokohama. Ha entrenado a atletas y modelos, imparte clases en escuelas deportivas y ha asesorado y supervisado contenido relativo al deporte en diversos medios de comunicación, entre ellos, la revista *Tarzán* (Magazine House). También es autor de numerosos libros, como *La magia de las sentadillas (Nihon Bungeisha),* del que se han vendido más de 270 000 ejemplares.